Memórias Essenciais de
Charles Peter Tilbery

Um Símbolo no
Tratamento da
Esclerose Múltipla

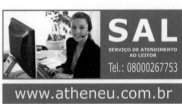

Memórias Essenciais de Charles Peter Tilbery

Um Símbolo no Tratamento da Esclerose Múltipla

Carlos Alberto Durães

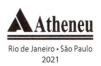

Rio de Janeiro • São Paulo
2021

EDITORA ATHENEU

São Paulo —	*Rua Avanhandava, 126 - 8º andar* *Tel.: (11)2858-8750* *E-mail: atheneu@atheneu.com.br*
Rio de Janeiro —	*Rua Bambina, 74* *Tel.: (21)3094-1295* *E-mail: atheneu@atheneu.com.br*

CAPA: Equipe Atheneu
PRODUÇÃO EDITORIAL: MWS Design
FOTO DA CAPA E ABERTURA DE CAPÍTULO: Lucimara Madureira e Luciana Christovam

CIP-BRASIL. CATALOGAÇÃO NA PUBLICAÇÃO
SINDICATO NACIONAL DOS EDITORES DE LIVROS, RJ

D951m

    Durães, Carlos Alberto
    Memórias essenciais de Charles Peter Tilbery : um símbolo no tratamento da esclerose múltipla / Carlos Alberto Durães. - 1. ed. - Rio de Janeiro : Atheneu, 2021.
    168 p. ; 21 cm.

    Inclui bibliografia
    ISBN 978-65-5586-196-9
    1. Tilbery, Charles Peter, 1944-2020. 2. Neurologistas - Brasil - Biografia. I. Título.

21-71423   CDD: 926.168
                            CDU: 929:616.8

Meri Gleice Rodrigues de Souza - Bibliotecária - CRB-7/6439
10/06/2021   10/06/2021

Durães, C. A.
Memórias Essenciais de Charles Peter Tilbery – Um Símbolo no Tratamento da Esclerose Múltipla

© *Direitos reservados à EDITORA ATHENEU – Rio de Janeiro, São Paulo, 2021.*

Autor

Carlos Alberto Durães

Em 2012, criei um projeto de "coleção de memórias afetivas", dedicado a documentar em livros o que chamo de "o melhor da vida", no propósito de valorizar o ser humano e o seu legado em um mundo que traz tantos complexos desafios.

Escrevi como presentes familiares, sem publicação comercial, as obras: *Luiz e Amábile – Bodas de Ouro*; *Edifício Nelson*; *As Veras que Passam no Tempo* e *Humaniversidade – Uma Escola de Milagres e Iluminação*.

Estagiei na empresa Biografias & Profecias, sob a orientação de Fred Linardi e Regina Rapacci, verdadeiros mentores, a quem devo um agradecimento especial pela riqueza de aprendizados.

Em 2020, reiniciei o curso de Jornalismo, interrompido anos atrás.

Para Joseph Campbell, havia um excelente motivo por trás da universal paixão humana pelas narrativas heroicas: a trajetória do herói das lendas reflete em idioma coletivo os desafios, as armadilhas e as possíveis recompensas do desenvolvimento psíquico de cada ser humano.

Considero que histórias de vida são heranças que podem inspirar o leitor, iluminar e (re)significar aspectos de sua existência, a cada um conforme sua "Jornada do Herói" em particular.

Como disse o escritor uruguaio Eduardo Galeano: "Os cientistas dizem que somos feitos de átomos, mas um passarinho me contou que somos feitos (também) de histórias".

https://colecaodememorias.wordpress.com/

Introdução

Entre setembro de 2019 e fevereiro de 2020, eu e o Dr. Charles nos reunimos por 19 vezes, com o objetivo de colher histórias para o seu livro de memórias.

No primeiro encontro, para nos conhecermos, cheguei 5 minutos antes do horário marcado. Na verdade, cheguei 20 minutos antes, e fiquei fazendo hora, para não o incomodar muito fora do combinado. Ele próprio me atendeu, com expressão de espanto:

– Mas já chegou?

Não me perguntou nada de meus trabalhos anteriores, meu currículo ou quem eu era. Depois, entendi o motivo da minha contratação. Além da enorme confiança na indicação do Dr. Guilherme, que já me conhecia, fui escalado para essa nobre missão pela precisão do cumprimento da hora marcada. Quem o conhece sabe que isso não é exagero, tal era sua implacabilidade nesse aspecto – e que estava longe de ser apenas uma mania. Como veremos adiante, um erro por ele cometido no respeito a um determinado horário foi o responsável pelo seu estudo de medicina ser realizado no Brasil e não na Inglaterra.

Acredito que tenhamos criado uma boa conexão durante as nossas conversas. Embora a matéria-prima deste trabalho seja substancialmente formada pelas histórias que são lembradas, compreendi que o trabalho não se limitava apenas a profissionalmente colher o conteúdo do livro em si, mas facilitar também uma jornada de visitação aos vários *Charles* e *Peters* existentes no interior dessa unidade absolutamente singular do mistério da existência, denominada Charles Peter Tilbery.

Assim, percebo que há lacunas que só seriam possíveis de serem preenchidas se essas conversas tivessem se dado talvez 10, 15 anos antes, quando a sua a saúde e a sua disposição pudessem desejar maior ênfase em detalhes e mais completude em algumas de suas passagens.

Ocorreram encontros em que o seu estado emocional não permitia aprofundar certos acontecimentos. Nesses dias, chorava, compartilhava o seu sofrimento e eu tentava apenas acolher, torcendo para que as suas lágrimas pudessem lavar mais uma pequena camada que fosse do seu desafiadíssimo coração.

Em outras ocasiões, Charles estava nervoso, com raiva de alguma pessoa ou situação no universo do seu trabalho, e a nossa conversa servia mais para um descarrego de sua ira do que para o nosso intento em si. Para mim, estava tudo certo, eu tinha alguns objetivos traçados em cada encontro, mas que não eram mais importantes do que o respeito ao seu momento.

Mas em todas as vezes, mesmo as que tiveram ira e sofrimento, esses sentimentos se diluíam com o tempo da conversa e ele logo contava uma história engraçada e gargalhava. Fui testemunha de diálogos engraçadíssimos dele com a esposa, Mariluce. Eram momentos de uma *sitcom* extremamente inteligente por intermédio de dois "personagens" afiadíssimos no conhecimento um do outro, de suas vulnerabilidades individuais e peculiaridades mútuas.

Quando chegamos próximos ao final das entrevistas, num momento de edição de tudo que havia sido dito, lhe perguntei sobre os assuntos polêmicos que apareciam, como desentendimentos e brigas com pessoas ou instituições, passagens que poderiam gerar inúmeras controvérsias. Ele me pediu para tirar tudo, argumentando que eram coisas que não tinham mais a menor importância em sua vida.

Mas nunca me pediu para torná-lo, por meio da narrativa, um santo, um homem sem defeitos, um personagem só de luz. Houve até ocasião que eu mesmo o alertei se queria mesmo contar certo acontecimento, porque poderia ser alvo de críticas e julgamentos, ao que me respondeu:

– Mas foi o que aconteceu! Tudo bem.

E me concedeu total liberdade para entrevistar amigos e companheiros de trajetória. Nenhuma menção às partes mais sombrias ou menos virtuosas de sua conduta foi recusada.

Charles não queria mais brigar. Apenas honrar a jornada – de nuances cinematográficas – dos seus pais e a sua própria, com todas as suas dores e delícias. Ele tinha uma legítima vontade que sua história pudesse ajudar, inspirar seus possíveis leitores. Isso era o que lhe importava na sua reta final aqui na Terra.

Por tudo isso, acredito que seja mais correto chamar este trabalho de um livro de memórias, e não uma biografia completa. Acredito que o conteúdo que será lido nas próximas páginas foi o melhor que pôde ser colhido nesse crepúsculo de sua existência. Por meio das memórias afetivas que resistiram ao tempo, guardadas como um tesouro no relicário sensível e fragilizado – mas inquebrantável – dos seus sentimentos mais profundos, revela-se sua essência.

Charles Peter Tilbery: humano, emérito e eterno.

Boa leitura!

Carlos Alberto Durães

Prefácio

> *Jó era um dos homens mais ricos daquelas bandas, pai de 10 filhos, temente e servo de Deus, honesto, íntegro e incorruptível. Satanás se propôs a desafiar essas qualidades e Deus o permitiu. Foi assim que Jó perdeu toda sua fortuna, adoeceu e viu morrerem os seus 7 filhos e 3 filhas. No entanto, ele manteve inabalável a sua devoção, de modo que Deus lhe devolveu em dobro os bens materiais e o abençoou com a recuperação da saúde e outros 7 filhos e 3 filhas.*

Este livro é sobre a vida de Charles Peter Tilbery.

Na primeira parte, conta a história a partir do encontro casual de seus pais em um trem em Praga, que levou ao namoro apaixonado dos dois jovens judeus e à saga de sua fuga da Tchecoslováquia, após a invasão nazista, passando pela França onde se casaram, até chegarem à Inglaterra. Em 1º de abril de 1944, nasceu Charles Peter Thieberger. A família sobreviveu aos bombardeios de Londres, protegida nos subterrâneos e estações do metrô, tendo Hana, a mãe de Charles, servido como voluntária da Brigada Inglesa. Em 1948, decidiram mudar-se para o Brasil, encantados com as cartas de um primo de Hana que descrevia as maravilhas desse país tropical, cheio de oportunidades e longe dos horrores da guerra. Por obra e arte da burocracia inglesa, o sobrenome nos respectivos passaportes passou a ser Tilbery, a fim de simplificar a sua pronúncia. Após dois meses de viagem por navio, chegaram ao país no qual Charles Peter Tilbery passaria a ter uma vida normal.

Normal foi a vida na infância, adolescência, mocidade e formação como médico. Até que, no ano de sua formatura, o irmão Andrew morreu tragicamente, num acidente automobilístico perto de Caxias do Sul. Esse foi o primeiro duro golpe na vida normal de Charles. Conseguiu superá-lo graças à frase dita por seu pai e que o acompanhou pelo resto da vida: "Nunca estrague seu presente por um passado que não tem futuro".

Encontrou sua primeira grande paixão, Magali. Um mulher de personalidade forte, divertida e desbocada, linda, Magali conquistou também o amor de Henry, o sogro, passou pelo escrutínio rigoroso de Hana, a sogra, e casaram-se. Nasceram Michele e Andrea.

Dr. Charles Peter Tilbery revelou-se um profissional competente, profundamente dedicado aos pacientes, ao estudo e ao aperfeiçoamento constantes. Conquistou não apenas os seus pacientes, mas os próprios mestres e colegas. Seguiu carreira universitária, inovou o ensino da propedêutica neurológica. Conquistou títulos sucessivos e chegou à Chefia do Departamento de Neurologia da Faculdade de Ciências Médicas da Santa Casa. Ao mesmo tempo, juntou-se ao corpo clínico do Hospital Israelita Albert Einstein. Com vários colegas de especialidades afins, criou a Unidade Neurológica e Neurocirúrgica, uma das primeiras clínicas dedicadas ao atendimento integral a pacientes com afecções do Sistema Nervoso. Progressivamente, o seu foco se dirigiu ao estudo da esclerose múltipla. Doença complexa e multifacetária, recebeu dele dedicação cada vez maior, até se tornar integral. Como consequência, adquiriu uma experiência poucas vezes alcançada, publicou dezenas de trabalhos científicos publicados em revistas mundialmente reconhecidas e conquistou o respeito da comunidade científica.

A vida de Charles Peter Tilbery era normal.

Até quando Magali começou a se queixar de cansaço e sensação de falta de ar. Aos poucos, foi evidenciada uma insuficiência cardíaca que evoluiu a ponto de se tornar muito grave. A única solução possível era um transplante de coração, tratamento arriscado em 1993. Foi o primeiro a ser realizado no Hospital Israelita Albert Einstein e foi um sucesso cirúrgico. No entanto, naquela época, o controle sobre a rejeição de órgãos ainda era incipiente.

Foi então que um satanás resolveu desafiar os princípios que norteavam a vida de Charles Peter Tilbery.

Magali faleceu pouco tempo depois do transplante. No mesmo dia, a sua mãe sofreu um acidente vascular cerebral e uma semana depois também faleceu.

Um mês e meio depois, faleceu Henry, pai, amigo, mentor e ídolo de Peter.

A partir daquele momento, Peter, como era chamado pelos familiares e amigos mais próximos, passou a se preocupar muito com as duas filhas, ainda meninas. Exames e mais exames acabaram por nada revelar de anormal, mas Peter estava sempre preocupado e mais ensimesmado pelas perdas. Mesmo assim, conseguia continuar sendo o Dr. Charles para os seus pacientes, alunos e colegas de profissão.

Em 1997, Michele, a filha mais velha, falante, vaidosa, mandona, extrovertida, explosiva, clone da avó Hana, formada em Direito como o avô Henry, tagarelando com amigas num restaurante, subitamente sentiu-se mal. Apresentou uma parada cardiorrespiratória e morreu. Estava com 24 anos de vida. Aquele satanás não havia desistido. No enterro de Michele, Andrea, a filha menor, pediu à namorada de Peter que esta o protegesse. Mariluce prometeu que o faria.

Cerca de três meses depois, Andrea, que era retraída, a tranquilidade em pessoa, assim como o seu avô, estava na fila para entrar num cinema com as amigas. Subitamente, sentiu-se mal. Apresentou uma parada cardiorrespiratória e morreu. Diante do corpo sem vida da filha de 22 anos, no Albert Einstein, Charles Peter Tilbery pediu para morrer. O satanás não desistia.

Peter ficou mais e mais retraído com seus pensamentos e sua inconformidade. Procurou psicoterapia e auxílio de psiquiatra, mas não havia quem pudesse ajudá-lo diante desses desafios. Procurou o rabino de sua comunidade, conhecido por sua habilidade em encontrar respostas às situações mais trágicas e complexas. A sua fala teve efeito oposto ao procurado, só fez aumentar a distância com a religião e a espiritualidade. O ciclo de tragédias na vida se completou com o falecimento de Hana, após longa enfermidade, em 2001.

A partir de então, algum deus resolveu devolver a Charles Peter Tilbery o que era possível devolver. Foi por intermédio de Mariluce, com quem se casou. A sua semelhança com Magali já fora notada pelas próprias filhas: linda, franca e direta, de personalidade forte e desbocada, Mariluce era a leveza que faltava à vida dele. O genro, a nora e, com o tempo, os netos passaram a ser a nova família de Peter, que reencontrou o seu equilíbrio. Charles voltou a se dedicar aos pacientes, à esclerose múltipla, aos trabalhos científicos.

A segunda parte deste livro relata a vivência de vários profissionais com ele, principalmente na Santa Casa, onde criou um centro de atendimento a portadores de esclerose múltipla, promoveu a criação e o crescimento de entidades voltadas a facilitar a vida dos mesmos e o acesso à medicação de alto custo e de difícil obtenção. Charles foi Charles para os colegas e colaboradores mais próximos, foi Dr. Charles para inúmeros pacientes e foi Prof. Tilbery para centenas de alunos e residentes. Nesses relatos, sobressai o que passou a ser o seu comportamento característico no trato com colaboradores e funcionários. Destaco os termos utilizados para descrevê-lo: organizado, rigoroso com horários, grosseiro, sistemático, incisivo, uma jamanta na ladeira, encantador, ético, exigente, líder, disciplinado, humilde, inspirador, teimoso, cabeçudo, querelante, contestador, perfeccionista, íntegro, idealista, pioneiro, lutador, guerreiro, mestre. Como Charles ou Dr. Charles, era conhecido pela rudeza e, por vezes grosseria, com que tratava os seus colaboradores. Só quando estes tentavam entender o que pretendia com essas atitudes, é que percebiam que era a maneira de estimulá-los a crescer profissionalmente, a se aperfeiçoar e nunca se satisfazer com as conquistas alcançadas. As mesmas atitudes, francas, duras e mesmo rudes, Dr. Charles tinha com alguns pacientes. Era quando percebia que estes não aderiam aos tratamentos, negligenciavam os seus conselhos ou ordens médicas. Ou até quando se atrasavam para uma consulta com horário marcado, o que considerava um desrespeito ao Dr. Charles, cidadão inglês e profissional, que jamais desrespeitava quem quer que fosse, chegando atrasado a um encontro marcado. Até mesmo, ironicamente, com o destino.

Quem só conheceu Charles, não conhecia Peter. Este era generoso, simples, amigo fiel, presente nas horas boas e nas más. Peter não conhecia a inveja. Foi bem-sucedido, sem procurar o sucesso. Suas palavras e comportamentos eram rudes, quase iguais aos de Charles; a diferença é que vinham acompanhados de um olhar maroto e uma gargalhada rápida. Para continuar sendo Charles, Peter usou uma grossa carapaça para manter a maioria das pessoas longe do seu sofrimento interior, pois não admitia que as pessoas se aproximassem de suas dores incuráveis. Apesar disso, terminou a sua biografia em 2020 com esta frase: "Sinto que não vivi à toa, consegui ser útil e deixar também o meu legado. Hoje, sou um homem feliz e tenho gratidão pela vida".

Este foi Charles Peter Tilbery.

Reynaldo Brandt

Sumário

Origens (Os Pais), 1

Brasil, 13

A Sagrada Arte da Medicina, 23

Família e Carreira Profissional, 33

Esclerose Múltipla, 49

Thanatos, 53

CATEM, 63

Mariluce e uma Nova Família, 75

Charles, por Outros Ângulos: Pacientes, Amigos e Equipe, 87

Charles, por Ele Mesmo, 131

Posfácio, 137

Fontes Consultadas, 151

1

Origens (Os Pais)

Meados dos Anos 1940

A jovem Hana, filha única do casal William e Berta Freud, logo que entrou em uma de suas costumeiras viagens de trem na belíssima cidade de Praga, executou outra ação tão habitual

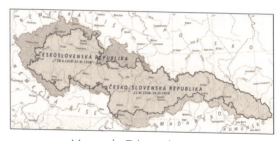

Mapa da Tchecoslováquia

quanto estar sobre os trilhos: acendeu o cigarro e começou a fumar enquanto andava pelo corredor à procura de seu assento.

De repente, um sobressalto: caminhando do outro extremo para sua direção viu simplesmente seu pai que se aproximava. Instintiva e bruscamente entregou o cigarro na mão do primeiro sujeito que percebeu a seu lado para não ser pega em flagrante, afinal, a paternidade daquele tempo não encarava com bons olhos certos modernismos.

O sujeito, não fumante na ocasião, era o coronel do exército tcheco Henry, filho do Rabino Charles e de Flora Thielberger.

Foi assim que o destino, quase distraidamente, escolheu fazer olhares se encontrarem, sentimentos aflorarem e sementes de uma nova "Árvore da Vida" germinarem.

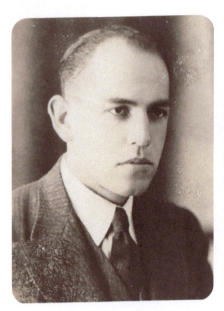

Henry, pai de Charles.

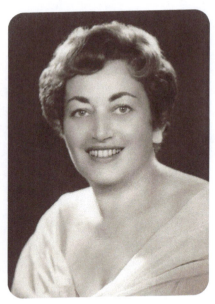

Hana, mãe de Charles.

A então capital da Tchecoslováquia – outrora conhecida como "A Cidade Dourada", "A Cidade das Cem Torres" e "O Coração da Europa", banhada pelas águas do Rio Moldava (Vltava), com suas torres góticas e estátuas barrocas em pontes, igrejas e cúpulas douradas, território de cerca de dois mil castelos, entre eles o de maior área do mundo, com mais de 70.000 m², o Castelo de Praga –, poderia ter sido um cenário dos melhores sonhos românticos para o novo casal, não fosse por um detalhe político e histórico que transformaria todo esse ambiente imantado de beleza em um lugar lúgubre e hostil: a ascensão do nazismo comandado por Adolf Hitler.

Ao fim de um processo de negociação com a França e a Inglaterra, mais a participação da Itália, que resultara no "Acordo de Munique", ou seja, a anexação pelos alemães de uma parte territorial tcheca com predominância de população germânica, os *Sudetos*, nos dias 14 e 15 de março de 1939, as tropas nazistas acabaram invadindo todas as regiões desse país, hasteando a bandeira com a suástica em Praga e realizando uma parada militar na Praça de São Venceslau.

A Tchecoslováquia deixara de existir como um país independente.

A região da Boêmia e da Morávia que a formava se tornou um protetorado anexado ao Terceiro Reich. A República Eslováquia proclamou sua "independência", tornando-se na prática um Estado protegido e dominado pela Alemanha. Quando o destino uniu os jovens Henry e Hana, já estava deflagrada uma ampla perseguição a intelectuais, esquerdistas, refugiados, minorias de toda sorte e principalmente, judeus.

Ainda em primeiro de setembro de 1939, a França e a Inglaterra declarariam guerra contra a Alemanha, pela invasão da Polônia, fato que caracterizaria o conflito militar em curso – com a entrada em cena de outras países e potências como a União Soviética, os Estados Unidos e o Japão – como o início da Segunda Guerra Mundial.

> *"Em nosso destino, um drama universal vem sendo Representado, [pois] todo recurso à força bruta é breve comparado com a necessidade duradoura do homem de liberdade, paz e igualdade."*
> **Karel Čapek, escritor tcheco, inverno de 1938.**

A Gestapo, polícia secreta nazista, diariamente soltava listas com nomes de pessoas que deveriam ser presas. Milhares de inocentes, sem terem cometido crime algum, perseguidos apenas por serem um povo não pertencente à "raça pura ariana", falso mito disseminado por Hitler acerca da suposta superioridade e perfeição desse grupo étnico para justificar o holocausto, o genocídio do povo judeu. Homens, mulheres e crianças se escondiam para tentar fugir pelas florestas e montanhas na vizinhança de Praga. Para Henry, a tentativa de fuga tinha um caráter dramático adicional: ele era um soldado do exército tcheco que estava submetido às ordens alemãs. Em caso de ser capturado, poderia ser morto pelos nazistas pelo "crime de ser judeu" ou pelos próprios soldados

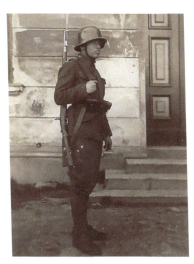

Henry Tilbery.

compatriotas, por deserção ou abandono do serviço, atitude acentuadamente traumática numa época de guerra. Fugir, no entanto, a despeito de todos os perigos e dificuldades, representava simplesmente a única esperança de sobrevivência.

> *"A esperança é uma orientação do espírito, uma orientação do coração. Não é a convicção de que algo dará certo, mas a certeza de que algo faz sentido, independentemente dos seus resultados."*
>
> **Vaclav Havel, escritor e dramaturgo.**

Esperança. A principal bagagem que Henry e Hana levavam na bagagem, além da saudade dos que ficaram e não puderam nutri-la. Quase toda a família dos dois, incluindo seus pais, morreram nas câmaras de gás em campos de concentração. Henry tentara de todas as formas enviar a mãe para Israel, mas as autoridades negaram o visto. O casal partiu para a travessia de uma das florestas, não sendo possível precisar as rotas percorridas a pé ou de trem. A maior probabilidade é que tenham de alguma forma entrado na Áustria, igualmente invadida pelos alemães, passando depois pela Suíça, que conseguiu permanecer neutra no conflito, até chegar a Montpellier, ao sul da França, que a partir de maio/junho de 1940 também fora ocupada pelos nazistas.

Mesmo sem ter condições de tomar conhecimento de detalhes dessa verdadeira epopeia, podemos ter uma ideia do quanto se tratou de uma fuga espetacular. Pelas florestas, os perigos naturais de percorrer solos irregulares, possíveis contatos com animais selvagens e momentos de frio e fome. Pelos trilhos e caminhos urbanos, a tensão constante de saber que havia soldados alemães em todas as estações e principais ruas das cidades atravessadas. Não é absurdo imaginar que em vários momentos a esperança deve ter quase escapulido por entre os dedos das mãos entrelaçadas, por se aproximarem situações que poderiam ter colocado um fim precoce a essa história. Assim como é possível imaginar que, a cada conquista, a cada chegada em algum lugar a salvos, a cada nova etapa cumprida e sobrevivida, a esperança deve ter sido alimentada com olhares de cumplicidade, essa sim, inimaginável, embora palpável a eles, só a eles.

Desse modo, as mãos, de tão unidas, não deixariam o mais insignificante espaço para que ela, a esperança, se perdesse. E para simbolizar uma união construída em meio a tantos desafios, Henry e Hana casaram-se no civil, em Montpellier, cumprindo um rito não para significar aquilo que a aliança da existência já se encarregara de estabelecer, mas para formalizar o compromisso de estarem juntos e de certa forma celebrar o fato de estarem vivos. Um jantar seria o mais próximo a uma festa que podiam se permitir, porque os soldados alemães estavam em todos os lugares e o risco, como um orgulhoso padrinho, continuava os acompanhando e testemunhando sua resiliência, assim como sua capacidade de superação. Apesar disso, esse jantar comemorativo entraria para a história não pela realidade singular em que estava envolvido, mas pelo fato de o prato principal, um frango, ter sido assado e servido de uma maneira, digamos... completa, com pena e tudo, uma vez que a cozinheira ainda não tivera oportunidade de exercitar e lapidar seu talento culinário.

Outra experiência marcante vivida em solo francês, foi quando entraram em uma Igreja Católica – e tiveram uma surpreendente experiência mística. Tanto Henry como Hana viram, com os olhos abertos e atentos, ainda que estupefatos, a imagem de uma Santa saindo do altar, caminhando em direção a eles. Quando bem próxima, sussurrou que a guerra iria acabar dali a um ou dois anos. Eles nunca haviam visto nada parecido. Henry seguia os preceitos do Judaísmo influenciado pelo pai Rabino. Hana, por circunstâncias culturais da época, nem tanto. O fato é que os dois compartilharam da mesma visão, de uma forma que não havia como refutar o acontecido. Podiam até duvidar de si mesmos individualmente, mas como duvidar do que ambos haviam testemunhado?

Londres

A França completamente tutelada pelo regime nazista, seria só mais uma parada nessa verdadeira jornada de sobrevivência. Após a marcante passagem por Montpellier, o casal continuou sua saga, conseguindo alcançar Londres, que se mantinha em pé, resistindo bravamente aos ataques comandados por Hitler. Quando chegaram, a capital britânica já se encontrava bastante destruída pelo que ficou conhecido como a Batalha da Grã-Bretanha, uma campanha de bombardeamentos aéreos que visava minar o poderio militar inglês, facilitando a potencial invasão pelos soldados alemães, entre outubro de 1940 até maio de 1941.

Entre os meses de setembro e novembro de 1940, Londres foi bombardeada por 57 dias consecutivos. A *blitzkrieg* (guerra/ataque relâmpago) da Luftwaffe, força aérea alemã, explodiu cerca de 100 mil toneladas de explosivos, deixando um total de 50 mil ingleses mortos, mais de um milhão de casas destruídas e grande parte da infraestrutura de algumas cidades danificadas. Apesar das baixas, a Inglaterra conseguiu impedir a invasão nazista, fazendo com que Hitler precisasse cancelar essa operação, voltando-se para outros objetivos de sua ensandecida escalada de terror.

Charles Peter Tilbery

Esse terror acompanhou Henry e Hana por todo itinerário percorrido, de Praga a Londres. Eles sabiam que a guerra significava morte. O que poderia se opor, de forma soberana, a essa perspectiva que o ambiente externo vaticinava? Só algo profundamente interno e silencioso como uma concepção. Hana engravidara. Seu ginecologista conseguiu levá-los para Manchester, cidade industrial também afetada pelos bombardeios, mas em menor proporção. Era um lugar um pouco mais seguro para ter um bebê.

O parto, feito à fórceps, no primeiro dia de abril de 1944, trouxe à vida um menino batizado como Charles Peter Tilbery. O casal retornaria logo a Londres, agora com uma bagagem bem mais valiosa em seus braços.

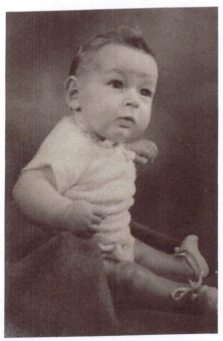

O bebê Charles.

Henry fazia parte de uma tropa criada durante a guerra, que consistia em um agrupamento de soldados refugiados dos países aliados, com o objetivo de oferecer suporte ao exército britânico. Hana trabalhava como voluntária da Brigada Inglesa ajudando no atendimento a desabrigados e na distribuição de alimentos básicos, controlada pelo governo, como *bacon*, açúcar, manteiga, ovos e latas de leite. Para as grávidas, havia eventuais acréscimos de barras de chocolate.

A comida era pouca, racionada, e as demandas ao contrário, enormes. Porém, toda a injustiça da situação, da calamidade provocada pela insanidade de alguns políticos era canalizada para um "espírito" de resignação, força de resistência e colaboração entre todos. Daí nasceu a força que segurou heroicamente os ataques de um exército superior numericamente e que também se via nos gestos de ajuda mútua no dia a dia da população civil, apesar do estado de tamanha vulnerabilidade.

Entrementes, havia espaço no meio da tragédia cotidiana para casos divertidos, como o jantar com um general inglês em que Henry levou a esposa, e esta, sem nenhuma hesitação, passara a emitir animadas opiniões a respeito de estratégias de guerra. Henry a tentava informar que essa não era uma "estratégia" de conversa pertinente, por meio de chutes sutis, ou nem tanto, nas pernas por debaixo da mesa.

Bombas

Os bombardeios em Londres haviam rareado. Mas, de junho a setembro de 1944, novas bombas, denominadas V-1, seriam lançadas a partir de rampas instaladas no litoral do Canal da Mancha, aterrorizando os ingleses. Elas eram acopladas a pequenos aviões sem tripulação e caíam quando acabava o combustível. Na queda, as aeronaves emitiam um ruído peculiar, sendo batizadas como *doodlebugs*, expressão popular para insetos irritantes. Foram disparadas algo em torno de 10 mil bombas voadoras sobre a Inglaterra. Só na capital, o número de mortos chegou a aproximadamente 6 mil pessoas.

Sempre que voltava a ser atacada, a população londrina fazia uso de abrigos subterrâneos para se proteger. Em sua maioria, tratava-se de estações de metrô, mas havia alguns lugares cavados ainda com maior profundidade para maior segurança, chegando a equivaler ao tamanho de um prédio de oito andares para baixo da superfície. Ao longo das estações, em cima dos trilhos e no interior dos túneis, eram colocadas camas para milhares de pessoas.

Após o período da *Blitz*, no começo dos anos 1940, esses locais que a princípio ofereciam condições deploráveis, foram aprimorados, principalmente devido ao esforço voluntário assumido pelas mulheres que como Hana, aos poucos, foram estruturando os espaços com banheiros, fogões, instalações de lavanderia, aquecimento etc. A maioria da população, incluindo Hana e o pequeno Charles passava dois, três ou mais dias vivendo nos abrigos, dependendo da intensidade do ataque, sem ver a devastação sofrida, mas torturada pelos estrondos das dezenas ou centenas de explosões diárias. À senhora Tilbery cabe mais uma menção honrosa, assim como a todas as mulheres naquela condição: além do medo de perder a própria vida, devia carregar apertado em seu coração temor maior ainda pelo novo ser que havia gerado, tão novo e inocente em meio a todo aquele caos, e pelo companheiro que ficara, como soldado, exposto na superfície, face a face com a dimensão da morte trazida pela bestialidade das bombas.

O fim da guerra

A Segunda Guerra Mundial acabaria para os europeus no dia 8 de maio de 1945, com a rendição incondicional dos alemães. Outros conflitos que se desencadearam a partir dela, como o lançamento de bombas atômicas por parte dos Estados Unidos nas cidades japonesas de Hiroshima e Nagasaki, em agosto do mesmo ano, se prolongariam por um pouco mais de tempo, até que a rendição do Japão perante os americanos, em 2 de setembro, colocasse um definitivo epílogo à guerra.

É impossível contabilizar com exatidão alguns números, mas pesquisadores apontam entre 60 a 80 milhões de mortes entre os 26 países envolvidos. Cerca de 6 milhões de judeus foram assassinados pelo Holocausto. Foi a uma insanidade desse tamanho que Henry, Hana e Charles sobreviveram. Henry, por ter nascido em 1909, ainda conta com o adicional de ter atravessado também a Primeira Guerra Mundial, quando era um garoto entre 4 e 8 anos.

Pós-guerra

Os anos seguintes ao fim da guerra não foram mais fáceis, apesar do fim da violência bélica. Os desafios eram profundos e variados. Reconstruir cidades inteiramente destruídas, retomar condições mínimas de sobrevivência no dia a dia apesar da recessão, restituir aos poucos em cada pessoa o gosto por viver a vida, namorar, criar os filhos, estudar, voltar a ter planos etc. Após tanto sofrimento, se divertir não era uma tarefa simples, pelo menos em curto prazo.

A diversão, às vezes, machucava literalmente. Num dos raros passeios em família pelo campo, Charles se deleitava assoprando as florezinhas de algodões que embranqueciam uma parte do relvado, enquanto o pai avisava: "Não assopra que é perigoso". Uma pequena lasca de fibra acabou entrando em seu olho, causando irritação. Agravada pela coceira desesperada, o pequeno acidente resultou em ficar quase uma semana sem conseguir enxergar direito.

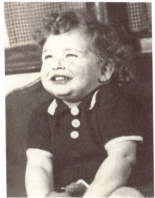

Charles sorridente.

Em 1948, entre 29 de julho e 14 de agosto, apesar de todas as limitações, Londres sediaria os Jogos Olímpicos, que voltara a acontecer depois de uma interrupção de 12 anos. A capital inglesa seria a sede dos Jogos em 1944, cancelada assim como a edição de 1940, devido ao confronto militar. O Comitê Olímpico Internacional (COI) decidiu mantê-la como realizadora como uma forma de homenagear o país que havia sido tão importante no enfrentamento à fúria nazista.

Foram os Jogos mais austeros e modestos de todos os tempos. Os atletas se hospedaram em escolas, quartéis e barracões da Força Aérea Real que haviam sido recuperados. Nenhum conforto ou luxo. O arrocho econômico mostrava-se implacável. Tudo faltava: papel, eletricidade, combustível, roupa, comida. A atmosfera era de reconstrução anímica, material e de valores. Apesar de todos os traumas, urgia a necessidade de seguir em frente. As Olimpíadas eram um forte símbolo da volta à normalidade e do espírito de amizade e congraçamento que havia sido perdido entre as nações, tão similares naquele momento em suas dores e perdas.

Em 10 de dezembro do mesmo ano seria proclamada a Declaração Universal dos Direitos Humanos, elaborada por representantes de todas as regiões do mundo "como uma norma comum a ser alcançada por todos os povos e nações". Uma semana depois, justamente atrás de melhores condições de vida, Henry, Hana e o menino Charles embarcariam no navio "Argentina Star" rumo ao Brasil.

Hana tinha um primo de segundo grau, Paulo Benes, refugiado em terras brasileiras. Por carta, ele falava maravilhas daquele país longínquo e tropical, inclusive se dispondo a receber a sua família. Hana faria insistentes pedidos a Henry para que aceitasse o convite, sendo constantemente refutada nessa pequena guerra matrimonial, até que ele, por fim, se rendesse. Provavelmente para a emissão desse passaporte é que o sobrenome tcheco original, Thieberger, de pronúncia fonética extremamente árdua para os ingleses, tenha sido simplificado para "Tilbery".

O "Argentina Star" era um navio misto, que transportava cargas – carnes congeladas comercializadas do país homônimo para a Europa – e um número bem confortável de passageiros: no máximo 53. Contava com serviços de restaurante, bar, cabeleireiro e outros. Bem diferente dos navios que traziam especificamente refugiados de toda a Europa para a América do Sul naqueles tempos, que chegavam a transportar entre 200 a 500 passageiros. A embarcação seguia uma linha que saía de Liverpool e tinha escalas obrigatórias em Lisboa, Las Palmas, Rio de Janeiro, Santos e Montevidéu, até chegar a Buenos Aires.

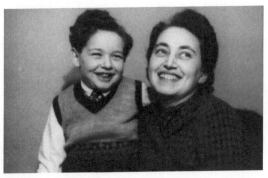

Charles com a mãe.

Origens (Os Pais) **11**

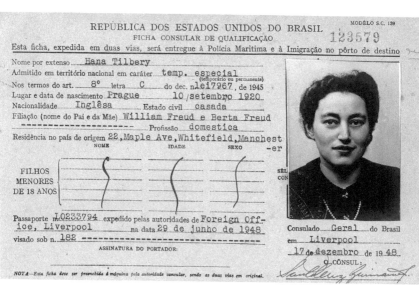

Cartão de imigração de Hana.

Cartão de imigração de Henry.

2

Brasil

Dia 25 de fevereiro de 1949, sexta-feira, Porto de Santos – São Paulo. Primeiro dia de carnaval.

Após dois meses de viagem, o "Argentina Star" finalmente atracava no Brasil. Um calor apocalíptico os esperava no desembarque. Todos vestiam blusas e casacos acostumados com baixas temperaturas europeias. Henry estreava um terno que mandara um alfaiate confeccionar especialmente para o momento em que pusesse os pés na nova terra. A elegância da vestimenta contrastava apenas com a abundância de suor e o estado febril que produzia, pois Henry pedira ao *tailleur* que a vestimenta tivesse uma característica de meia-estação, e este o fizera, mas seguindo a referência do clima temperado londrino, não do clima tropical litorâneo da Baixada Santista. Para se ter uma ideia, a média da temperatura do verão britânico girava em torno de 23 a 24 graus. Em Santos, essa média era superior a 30 graus, com picos próximos aos 40 graus.

Ainda do convés, Charles Peter Tilbery, aos 5 anos, espantado, pensava estar chegando na verdade a um outro planeta, quem sabe Marte! Isso porque a primeira cena que vislumbrou de sua nova realidade foi a de um grupo de sambistas e carnavalescos envoltos numa espécie de transe, ao som hipnótico daquele batuque cativante, ainda que extravagante a seus ouvidos. Mulheres vestidas de "baianas" rodopiavam em círculos e mulatas dançavam num ritmo frenético exibindo corpos exuberantes em biquínis minúsculos.

Charles nunca vira nada parecido.

Nunca havia visto pessoas de pele preta, nem ouvido samba ou batuque de qualquer tipo. Mesmo que – dentro de seu pueril universo de referências – já conhecesse a palavra "minúsculo", muito provavelmente não poderia presumir ainda sua total capacidade de significado. Atônito, assim que conseguiu conceber a possibilidade de articulação de algum movimento, correu em direção à mãe, agarrando-se, literalmente, na barra de sua saia.

...

A família Tilbery foi residir à Rua Poconé, 586, no bairro do Sumaré, na capital paulista. Em paralelo com a atividade militar, Henry se formara em Direito. Naquele tempo, entretanto, era um processo muito difícil ter um diploma reconhecido e validado em outro país. Sem poder exercer sua profissão, foi trabalhar como contador na Tecelagem Beru, uma fábrica de tecidos da qual Paulo Benes, o primo de Hana, era sócio junto com Rumpell, um tcheco descrito por Charles como "bem tcheco", meio marrudo, não muito simpático, como em geral todos os refugiados de seu país de origem e vizinhos geográficos.

Paulo era casado com Helen, uma inglesa de origem aristocrática. Viviam em uma casa bonita, com jardim amplo e deslumbrante na Chácara Flora. Tinham o hábito de comemorar o Natal à moda inglesa, com a Ceia sendo servida no próprio dia 25 e não na noite da véspera como fazemos aqui, ofertando as *Mince Pies*, tortas recheadas com frutas secas, uvas passas e especiarias; o *Mulled Wine*, bebida semelhante ao vinho quente de nossas festas juninas; e o inconfundível *Christmas Pudding*, um pequeno bolo inventado na Idade Média, feito de frutas secas, nozes e conhaque, sendo flambado na hora de servir.

A mãe de Paulo, Dutsie, era prima de primeiro grau de Hana e seus filhos Thomaz e Peter foram os primeiros amigos de Charles. Vizinhos de bairro, costumam confraternizar aos domingos, em almoços comandados por Dona Ida, mãe de Dutsie, também nascida na Tchecoslováquia e que passara alguns anos morando na Hungria. Ela se dedicava a manhã inteira no preparo de seus pratos. Era considerada a matriarca da família e cozinhava muito bem. Mal falava português, assim como todos. Comprava gibi e levava os meninos ao cinema mesmo sem entenderem quase nada do que estava sendo dito.

O primo Peter era mais próximo a Charles. Por meio de toda infância e adolescência mantiveram a amizade. Peter vivia contando piadas eróticas durante os almoços, fazendo todos gargalharem, inclusive as mulheres "mais velhas e mais sérias". Na juventude, lia muito, inclusive o Talmud, uma coletânea dos livros sagrados do Judaísmo.

– Ele era completamente "pancada da cabeça", e quando eu chegava na sua casa o via conversando com as plantas: "Querida Margarida, sabe que eu te amo?" – diverte-se. – Mas também era muito inteligente, posteriormente, quando começaram a chegar computadores no Brasil conseguiu acessar o satélite da NASA e seria um dos pioneiros a trazer a tecnologia de aquecimento solar ao país.

A fábrica da tecelagem Beru estava instalada em São Roque, interior paulista, mas Henry, a despeito de uma ou outra visita, trabalhava no escritório em São Paulo, fazendo questão de jantar todas as noites reunido em família.

Em 1950, Charles ganharia um irmão: Andrew William, o Tilbery brasileiro.

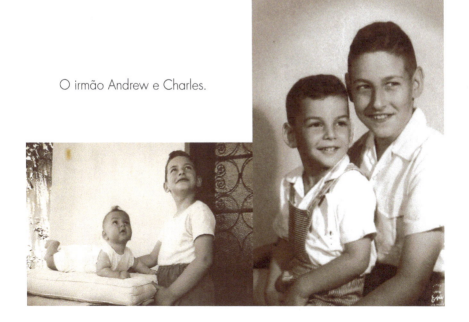

O irmão Andrew e Charles.

Primeira Escola

Charles começou a estudar no maternal do Jardim Escola São Paulo, que adotava o método Montessori, criado por uma psiquiatra italiana que desenvolveu a chamada Pedagogia Científica, que incluía aspectos cognitivos, sociais e emocionais, estimulando a capacidade de aprender por meio da experimentação e do desenvolvimento sensorial, respeitando fatores como tempo, ritmo, personalidade, liberdade e individualidade de cada aluno. O escritor Gabriel Garcia Márquez, ganhador do Prêmio Nobel de Literatura, ao conhecê-lo, disse: "Não creio que haja um método melhor que o montessoriano para sensibilizar as crianças sobre as belezas do mundo e para despertar sua curiosidade para os segredos da vida".

Apesar de lembrar apenas de *flashes* desse tempo, sua principal recordação é a de que adorava ir às aulas. Principalmente quando eram ministradas pela professora Carolina, que fazia muitos trabalhos manuais com recortes e colagens.

– Ela sentava-se ao meu lado quando percebia que estava com alguma dificuldade e me ajudava a desenvolver o desenho – diz Charles.

A delicadeza e sensibilidade da professora funcionava para além do espaço físico escolar. Também era uma referência maternal de ternura e doçura no espaço afetivo interno do menino, uma vez que em casa, a mãe Hana dispunha de uma personalidade um tanto mais enérgica.

– Do tipo que me obrigava a comer chuchu! Não queria comer de jeito nenhum, mas não tinha conversa, nem opção! – choraminga Charles.

O melhor amigo do Jardim foi o Pedro.

– Eu ia muito na casa dele jogar bolinha de gude e futebol de botão. A gente dava muita risada, era uma delícia! – relembra.

Um dia o amigo faltou, mas não a notícia. Pedro fora atropelado por um motorista cujo carro invadira a calçada. A classe inteira foi ao enterro chorando. Lágrimas que voltavam aos olhos de todos ao entrar na sala de aula por vários dias seguintes.

– Foi o primeiro trauma que tive na vida. Fiquei inconsolável. Imagina acontecer uma coisa dessa com o Pedro! O Pedro morreu? Como morreu? – perguntava incrédulo.

...

O estilo de vida espartano de Henry tornou possível, em poucos anos, a construção de uma casa própria no mesmo bairro, na Rua Valença. Era uma residência relativamente grande, com piscina, mesa de ping-pong, um jardim considerável e um salão com portas de vidro que era o centro de muitas festas, já que o pai gostava de reunir os amigos.

A essa altura, por volta dos 10 anos, Charles se entrosara com a "turma do Sumaré". Jogavam muito futebol, em grandes clássicos entre a sua rua *versus* a "turma de cima".

– Todo mundo marcava duro, chegava quebrando. Saía cada pau! Vira e mexe a gente brigava a socos e pontapés – fora os chutes na bola sem direção que quase toda semana quebravam alguma vidraça vizinha.

Mesmo que vencesse as partidas e as brigas, Charles não escapava da marcação mais cerrada que enfrentava diariamente: a de Dona Hana, que vivia bronqueando com a sujeira com que voltava para casa, além de olhar feio para os amigos que considerava mais briguentos. Para tentar domar qualquer fagulha de espírito selvagem do filho e seguir os costumes tradicionais das famílias judaicas, o matriculou para o clássico estudo de piano. Após algumas poucas aulas, a honestidade da professora falou mais alto do que a necessidade profissional de ter alunos.

– Olha, Dona Hana, não é por nada, mas é melhor nós não continuarmos com as aulas. Ele não tem o menor talento! – afirmou a pianista de forma enfática.

– Acabou minha carreira artística! – diz Charles, em tom de pilhéria. – Eu fazia as aulas totalmente a contragosto. Só gosto de música que os outros tocam. Quando me sentava ao piano só dava vontade de chorar.

Bar-Mitzvá (Filho do Mandamento)

Ao completar 13 anos, em 1957, Charles realizou seu *Bar-Mitzvá*, cerimônia milenar que ritualiza a transição de um garoto para a vida adulta. Segundo a tradição, os adolescentes a partir dessa idade alcançam a maioridade religiosa, passando a ter responsabilidades perante a comunidade. É um momento que serve como um despertar da consciência para a necessidade de desenvolver maturidade emocional e social.

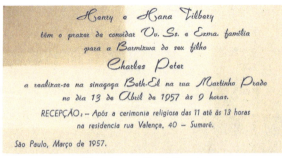

Convite ao Bar-Mitzvá.

A liturgia é composta de rezas e cânticos até o momento em que o pai entrega a Torá, livro sagrado do Judaísmo, em forma de pergaminho, ao filho. Ele então caminha pela Sinagoga representando a saga de Moisés conduzindo as Tábuas da Lei com os Dez Mandamentos até chegar à Terra Prometida. A mensagem é a de que o jovem agora está iniciando sua própria viagem individual por meio da vida. Charles então lê um trecho da Torá em hebraico, ouve um discurso escrito pelo Rabino especialmente para a ocasião e recebe uma bênção final.

Após o rito, Henry e Hana receberam amigos em casa para festejar a iniciação. O pai prometera uma surpresa ao final da comemoração: a tão desejada bicicleta, que deixara Charles emocionado. No dia seguinte, outra surpresa, porém negativa, sinalizava a complexidade e efemeridade das situações e emoções a que os adultos, mesmo os novos, estavam incontestavelmente sujeitos: ao ir pegar o presente que ganhara para dar as primeiras pedaladas, não achou o veículo. Procurou, procurou e procurou até a constatação do fato o atropelar: a bicicleta fora roubada.

Rio Branco

Após a bela experiência que tivera no maternal, Charles cursou o primário, ginásio e científico (atual ensino médio) no Colégio Rio Branco, em Higienópolis. Anteriormente denominado como Instituto Rio Branco, e mais tarde Liceu Nacional Rio Branco, o colégio chegou a fechar em 1946 devido a problemas financeiros e administrativos, mas foi adquirido e reaberto pelo empresário José Ermírio de Moraes. Rebatizada com seu novo e definitivo nome, a Instituição foi doada para a Fundação de Rotarianos de São Paulo.

Em seu tempo, Charles vivenciava "um ambiente muito positivo, um ar contagiante". Sua rotina era acordar, ir para o colégio, almoçar em casa, estudar um pouco, jogar bola e duas vezes por semana ter aula de natação com o Professor Sato. Essa sim uma atividade considerada por ele como sadia e prazerosa.

– O Rio Branco era uma escola ótima. Cada professor fantástico, de tirar o chapéu! Eles entravam na sala e todos nós nos levantávamos em respeito. Era outro nível. Você realmente aprendia o conteúdo das matérias – recorda.

Como o professor Zeno, de Matemática ou o Zé Maria, que dizia que "um dia, no futuro, as mulheres andariam de calça comprida", no que era rechaçado com veemência:

– Esse cara é louco – diziam alguns alunos.

Ou o Tabor, de História Natural, que era considerado um gênio. Um belo dia foi fazer uma viagem à Amazônia e sumiu, nunca mais souberam do seu paradeiro. O pessoal brincava que alguma tribo canibal tinha feito sopa dele. Havia o Max, o professor louco de Química. E o Bitar, que ensinava francês.

– Nunca aprendi francês, acho que é pela bronca que tenho da França. Eu ficava lembrando-o que Hitler invadiu Paris por baixo do Arco do triunfo, só para encher o saco.

Charles não tinha um QI superior, como era o caso do seu irmão Andrew, mas não chegava a ter dificuldades no colégio. Um pouco talvez em Geografia ou em matérias que exigiam um pouco mais da memória, mas nada muito contundente. Sempre gostou mais das disciplinas exatas, em que se saía bem.

Os principais amigos que marcaram sua adolescência no Rio Branco foram o Martin, "uma figura", que se dedicava a encontrar álibis para não frequentar as aulas por meio do calendário das festas religiosas judaicas.

– Ele olhava as folhinhas: "Amanhã é dia do Yom Kipur (Dia do Perdão)"! Nada de aula. Semana que vem tem outro feriado: não vou! – diverte-se, ao lembrar.

Dona Hana e a mãe de Martin faziam rodízio para buscá-los juntos no colégio. Havia o Nicanor Batista, que se tornaria juiz de Direito, e era "absolutamente doido".

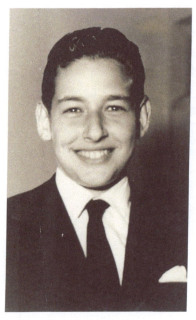

O jovem Charles.

— Tinha morrido o pai de um colega e fui com ele prestar apoio à família que estava no Hospital Samaritano. Antes de descer do táxi, ele pergunta ao motorista: "O senhor por acaso teria aí um manual de velório?". Um de seus passatempos era se fingir de hemiplégico para atravessar ruas e avenidas. Os motoristas paravam para ele passar. Ele era muito inteligente também. Quando a aula de Língua Portuguesa estava chata, pedia ao professor para recitar alguns versos de Camões. Levantava-se, declamava de cor e todo mundo aplaudia.

E o Hojaij, de origem turca, que se tornaria psiquiatra, morou na Austrália por alguns anos e quando voltou perderam contato. Houve boatos em uma ocasião que ele havia flertado com a namorada no Nicanor. Este foi à calçada em frente da casa do amigo e ficou gritando e xingando que nem um louco, sem se importar com os vultos que saíam às janelas dos apartamentos.

No último ano do colégio, Charles foi homenageado com o "Prêmio Renê Cocito", outorgado ao melhor aluno do terceiro ano científico.

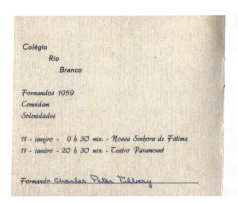

Formandos 1959.

Joaquim

Numa certa época, Henry precisou contratar um motorista. O escolhido foi Joaquim, um negrão forte, tremendamente boa praça e afável. De tanto levá-lo para cima e para baixo, tornou-se seu braço direito. Dava-se muito bem com Charles, que o considerava como um guardião de seu pai e se condoía do amigo de porte colossal quando precisava prestar serviço à Dona Hana. Ela, afinal, não era enérgica apenas com os filhos.

Um dia ele a acompanhou a um açougue. Depois de receber a carne que havia solicitado, Hana espumou de raiva com a má qualidade do produto e sua forma de reclamar não deixara margem a discussões: tirou a carne do embrulho e a jogou no rosto do açougueiro! Não foram raras as oportunidades como essa em que Charles vira Seu Joaquim voltar para casa mais branco do que ele.

Um Ídolo

Henry, de temperamento mais acolhedor, não era um judeu ortodoxo fanático, mas conservador, seguidor das tradições de sua religião. Não comia carne de porco, nem frutos do mar. Não trabalhava aos sábados e aos domingos rezava pela manhã e à tarde. Nos feriados, sempre levava Charles à sinagoga.

– Meu pai era meu ídolo, não tem outra maneira de definir. Sinto muita saudade dele. Qualquer dúvida ou dificuldade que tinha o procurava para conversar. Normalmente ao fim do jantar, íamos para o quarto e eu me abria sobre qualquer assunto, inclusive problemas com namoradas. Ele me dava conselhos bárbaros. Ele foi, é e sempre será o meu ídolo.

Astronáutica

O grande sonho do final da adolescência, início da juventude de Charles era ser um astronauta. O professor e filósofo Flávio Augusto Pereira, então presidente do Instituto Brasileiro de Astronáutica e Ciências Espaciais (IBACE) e diretor da Escola Superior de Ciência de São Paulo, também era estudioso e pesquisador de Ufologia. A seriedade de seu trabalho o levaria mais tarde, em 1971, a ser convidado pelo brigadeiro José Vaz da

Silva, então ministro da Aeronáutica, para tomar parte de uma comissão militar de pesquisa ufológica do governo brasileiro.

No começo dos anos 60 ele criara a Associação Juvenil de Astronáutica, da qual Charles foi membro efetivo. Era dedicada a estudar e discutir, em reuniões mensais, a possível existência ou não de discos voadores a partir de uma orientação que se pretendia científica. A Astronáutica é a área responsável pelo estudo dos voos espaciais e o funcionamento das máquinas lançadas em órbita. Empolgado, Charles chegou a escrever e enviar uma carta à NASA, dizendo que era um jovem estudante brasileiro que falava inglês fluentemente e tinha o interesse de se tornar um astronauta ou até quem sabe estudar medicina aeroespacial.

A carta foi respondida e a agência espacial norte-americana, em procedimento de praxe, agradeceu a mensagem e informou que haveria uma seleção presencial em certa data específica. O jovem Tilbery não chegou a assinar presença no Cabo Canaveral devido à sólida oposição de seu pai, que entre as características de acolhedor e conservador, nessa ocasião pesou mais pela segunda.

O sonho fora interrompido, mas não alguns de seus desdobramentos. A Associação tinha uma espécie de patrono, um repórter da principal emissora da época, a TV Tupi. Carlos Spera levou alguns integrantes da AJA, incluindo Charles, para um programa de entrevistas que tinha o objetivo de mostrar ações positivas da juventude para a sociedade. O clímax da apresentação seria o lançamento, ao vivo, de um pequeno foguete construído por eles. Silêncio no estúdio. Apesar do nervosismo por estarem diante das câmeras, os estudantes conseguem mobilizar o artefato que finalmente é lançado.

– A propulsão alcançou incríveis 12 centímetros quando o foguete se estraçalhou! – gargalha Tilbery.

O repórter, entretanto, gostou da desenvoltura de Charles durante o programa e o convidou a apresentar um *flash* de 5 minutos de duração sobre outras atividades sociais realizadas por jovens, dentro de um jornal diário da emissora. Foram realizados dois ou três programas até que o pai o fizesse compreender a necessidade de focar em uma carreira profissional considerada "séria", afinal o meio da televisão, ainda uma novidade, não privava de boa reputação frente a visões de mundo mais tradicionais.

3

A Sagrada Arte da Medicina

Essa "carreira profissional séria" ainda era uma incógnita para Charles. Na família não havia ninguém que se dedicara à medicina. Essa área nunca havia sido um sonho ou objeto de desejo e não povoava o seu imaginário a não ser em uma ou outra conversa longínqua com sua mãe, que dizia ser parente simplesmente do Dr. Sigmund Freud. Os pais de Hana, William e Berta, carregavam o sobrenome do médico neurologista e criador da psicanálise, nascido em 1856 no município de Freiberg in Mähren, região da Morávia, então pertencente ao Império Austríaco. Hoje a localidade é denominada como Příbor e faz parte da República Tcheca. O parentesco, embora geograficamente possível, nunca foi investigado.

– É difícil definir o que me levou a escolher a medicina. Foi um lampejo, mas pode ser que essa ancestralidade tenha tido alguma influência e me despertado de alguma forma – afirma.

A escolha foi totalmente apoiada por Henry. Seguindo a orientação de seu pai, antes de prestar vestibular, Charles fez um ano de cursinho para que pudesse sedimentar conhecimentos. Frequentava as aulas no período da manhã e passava a tarde estudando. Considerava o conteúdo bastante exigente, com muitas matérias que não haviam feito parte do currículo do Rio Branco. Aos sábados e domingos, também dedicava pelo menos de cinco a seis horas para os estudos. O lazer só acontecia nas noites de sábado, quando promovia um encontro com alguma namorada ou uma *pizza* com os amigos.

– Eu estudava, estudava e estudava. Parecia um tarado mental! Quando estava em casa, ficava o tempo todo no quarto, quase não comia.

Tinha o cacoete de mexer no cinto enquanto lia as matérias e ficava ali, mergulhado.

Anos mais tarde, ficaria até bravo com a incrível facilidade com que seu irmão Andrew passaria em dois vestibulares de Engenharia, na Poli, onde faria o curso, e no ITA.

– Meu irmão era muito inteligente, não precisava estudar. Puxou geneticamente o meu pai.

Vestibulares

Após a conclusão do cursinho, Charles decidiu, com um grupo pequeno de amigos, tentar o ingresso a universidades do interior paulista. O itinerário incluiu as cidades de Sorocaba, Ribeirão Preto, Campinas e Botucatu, que possuíam datas distintas de provas. O grupo normalmente alugava um quarto em alguma república para passar uns dias e se preparar para os exames. Mas, após a imersão quase enclausurada do curso pré-vestibular no ano anterior, esse "preparo", na verdade, consistia em participar de toda espécie de farra que os estudantes organizavam. Toda noite tinha uma festa e toda festa era como um carnaval, com uma profusão incontável de romances passageiros e bebidas alcoólicas.

– Foi a turnê dos vagabundos! Bebíamos como uns gambás. Em Ribeirão, íamos toda noite para a Choperia Pinguim, antes e depois das festas e enchíamos a cara de cerveja. Muitas vezes passávamos a noite inteira nesse estado e saíamos direto para fazer as provas, sem condições nenhuma. Aquele calor de 40 graus do interior, a gente suava e não respondia quase nada. Ainda lembro de uma questão que versava sobre um trem que saía de uma certa localidade e outro que vinha no sentido contrário, cada um com uma velocidade e tínhamos que calcular qual chegaria primeiro ao seu destino. Até hoje lembro do trem e até hoje não sei a resposta – diverte-se.

Charles passou no vestibular em Sorocaba. Já organizava a estrutura no alojamento em que ia morar, compondo uma pequena cozinha com a doação de uma geladeira dos antigos locatários, quando o pai o instruiu a fazer a prova para a segunda turma da Faculdade de Ciências Médicas da Santa Casa, em São Paulo. Os dias de esbórnia haviam terminado.

– Meu pai praticamente me obrigou, porque seria muito difícil para ele àquela altura me manter financeiramente em Sorocaba. Fui fazer a prova com uma tremenda má vontade e mesmo assim acabei passando.

O Ano de 1964

O ano de 1964 marcaria a explosão da carreira internacional dos Beatles, que invadiriam o mercado pop dos Estados Unidos com o lançamento do álbum e do filme intitulados *"A Hard Day's Night"*. Aproveitando-se do fato de ter nascido em solo britânico, Charles espalhava para as garotas da Faculdade o boato de que era primo do baterista Ringo Starr, o que lhe rendia, no mínimo, alguns olhares curiosos e uma boa "deixa" para iniciar conversas. Aos pedidos de discos autografados, ele saía pela tangente de que o contato com ele, normalmente raro, naquele momento se encontrava especialmente difícil, em virtude da atribulada agenda de shows da banda.

No Brasil, porém, o mesmo ano se tornaria histórico por razões bem menos festivas e alegres: o Golpe de Estado de 64, que instaurou a Ditadura Militar no país. O clima de repressão e medo foi sentido também dentro dos amplos corredores da imponente construção neogótica na região central da capital paulista. Alguns colegas foram presos.

– Qualquer pessoa que fosse considerada subversiva poderia ser levada de casa por militares armados com metralhadoras. Um professor nosso foi ao enterro de um amigo e de lá foi conduzido pela polícia federal para prestar depoimento na delegacia. Foi uma fase bem difícil, todo mundo vivia estressado, sem saber o que poderia acontecer.

Nos dois primeiros anos do curso, raros foram os dias em que não chegava às aulas de manhã recebendo a notícia de que algum aluno ou professor fora levado para interrogatório. Uma estudante, inclusive, levada para depor no DOPS (Departamento de Ordem Política e Social), atirou-se por uma das janelas do prédio, fraturando as duas pernas. Aos poucos – pelo menos para quem não estava ligado diretamente ao campo político –, a complexa e delicada situação foi aprumando, a tensão amainando e a vida seguindo dentro de uma certa normalidade.

Professores

Quando estava no terceiro ano, Charles foi como ouvinte fazer a enfermaria no Hospital do Servidor Público, que tinha o Professor Doutor Roberto Melaragno Filho, então maior neurologista da América Latina, como chefe do setor. Ele tinha o hábito de fazer uma reunião uma vez por mês em seu consultório com alguns alunos da Santa Casa e da Escola Paulista de Medicina para discutir temas diversos que estudavam.

– O Melaragno é um ídolo que tenho. Ele influenciou muito a minha prática médica. Pertencia à estirpe dos antigos neurologistas que examinavam minuciosamente os pacientes. Naquele tempo uma consulta neurológica levava pelo menos uma hora. Nessas reuniões, ele nos mostrava como reconhecer certos sinais, fazendo manobras em cada um de nós para indicar as características de algumas doenças. Nos ensinava coisas que não existiam nos livros.

Otávio Leme

Outro professor que se tornaria um ídolo para Charles seria Otávio Leme. Italiano de nascimento, extremamente afável, culto, sempre elegante e impecavelmente vestido, era dono de uma fábrica de gravatas. Possuía virtudes únicas no que se refere ao exame do paciente e ensinava sobre doenças que os alunos desconheciam por completo. Suas aulas, mais complexas para alguns, eram as que Charles gravava e compreendia com mais facilidade.

Uma vez por mês levava um grupo de alunos interessados em Neurologia para jantar no restaurante italiano Dom Fabrício, oportunidade em que contava histórias encantadoras e compartilhava um pouco do seu vasto conhecimento sobre a matéria e a vida em geral. Foi ele quem acendeu a chama educadora em Charles, convidando-o a ministrar aulas de Propedêutica para alunos da segunda e terceira lista. Mais à frente, quando Tilbery já estava no sexto ano, recebeu uma ligação:

– Charles, estou com um problema, não vou poder passar a visita nos meus pacientes do Hospital Santa Catarina no próximo fim de semana. Você pode fazer isso por mim?

Charles colocou seu melhor avental, as "melhores meias" e foi. Tremendo dos pés à cabeça, mas foi. Entrava no quarto de cada paciente da mesma forma: nervoso, gaguejante, inseguro. Mas toda essa ebulição ficou restrita ao seu mundo interno. Os pacientes notaram outras peculiaridades do estudante: sua atenção e competência. Na segunda-feira, Otávio o chamou reservadamente e disse:

– Você foi muito bem!

– Como assim, professor?

– Eu estive lá no hospital. Você fez tudo certo. Os pacientes gostaram muito do seu atendimento.

Charles não sabia se chorava ou atirava-se da janela de tanta felicidade.

...

Em meio à seriedade e dedicação aos estudos, sobrava tempo, é claro, para horas ociosas e alguma diversão. Eram jovens de outros tempos, mas jovens. Charles não tinha um núcleo específico de amigos, considerando como dois de seus principais, Luiz Henrique Olavo de Carvalho e Luiz Carlos Gagliardi Ferreira.

Numa das aulas de Anatomia, em meio à dissecação de cadáveres, um colega teve a ousadia de cortar o pênis de um deles e colocar na bolsa de uma garota. Outro aluno bebeu um drinque "boa noite cinderela", apagou e quando acordou estava completamente engessado e imobilizado na cama. Teve que gritar muito até a turma ir socorrê-lo. Em outra ocasião, à meia noite – já em residência –, um amigo se empolgou tanto ao começar a tocar o sino da capela da Santa Casa, que acabou por se pendurar, badalando e sendo por ele então, badalado.

Para concluir seu trabalho na matéria de Psiquiatria, Charles visitou o Hospital Psiquiátrico do Juqueri. Localizado em Franco da Rocha, região metropolitana da cidade, o complexo hospitalar chegou a internar mais de 15 mil pacientes com problemas mentais, quase o triplo de sua capacidade, tendo uma história bastante controversa de maus tratos, torturas e mortes não explicadas. Charles entrevistou um dos pacientes, e ao final a professora lhe perguntou:

– Foi tudo bem?

– Foi, mas tem um problema professora... O paciente com quem conversei é extremamente lúcido. Ele é mais inteligente do que eu. Acho que eu é que deveria estar internado no seu lugar! – disse, meio perplexo.

Um Arrependimento

Antes de entrar em residência médica na própria Santa Casa, Charles teve uma oportunidade de ouro, a duras penas, porque a situação financeira da família ainda não estava consolidada, seu pai o levou para Londres para tentar uma vaga de residência em Neurologia na terra da Rainha. Viajaram em classe econômica fazendo várias conexões e se hospedaram em um hotel "mequetrefe". Henry apostava que o esforço valeria a pena para o futuro do filho, uma vez que a neurologia inglesa era uma das mais renomadas do mundo.

No dia decisivo, Charles acorda e vai tomar café. Acostumado com o prosaico pão com manteiga brasileiro, esbalda-se de contentamento no desjejum variado, com mingau de aveia e bacon com ovos. Quando se dá conta do horário, sai em desabalada carreira até a universidade. Chega 10 minutos atrasado. Na Inglaterra... No portão, uma senhora chamada Margareth sinaliza – de forma tranquila, mas decidida – em negativo com a cabeça.

– O senhor não é inglês? Não sabe que aqui nós temos duas coisas que são sagradas, o horário e a Rainha? Pode voltar no ano que vem.

Chegando de volta ao saguão do hotel, Henry lhe indaga:

– Como foi filho, conseguiu?

Com medo de ser esquartejado, quase sem voz, responde:

– Não...

Seu pai ficou um mês sem lhe dirigir a palavra.

Um Duro Golpe

Era o dia 16 de julho de 1969. Por volta das 16h, Andrew William Tilbery viajava com dois amigos de Porto Alegre para Caxias do Sul. Andrew tenta ultrapassar um caminhão de carga à sua frente, mas a curva da altura do km 116 o impede de visualizar outro caminhão na direção contrária. A colisão acontece. Um dos amigos, Antônio Fernandes sofre fratura nas duas pernas. O outro, Antônio Carlos e o próprio Andrew não resistem aos ferimentos e morrem.

O telefone toca na agradável casa do Sumaré. Charles atende, recebe a notícia e transmite aos pais. Henry se desloca até o Sul para trazer o corpo do filho em um avião comercial.

– Nós não tínhamos muita coisa em comum, a diferença de idade era muito grande, eu era da turma do futebol, ele sempre foi mais intelectual. E era um gênio. E era meu irmão – lamenta.

Charles recebia o golpe mais duro da vida até aquele momento. Henry e Hana passavam por mais uma provação. Já haviam visto e presenciado muitas mortes durante a guerra, mas o luto pela partida do filho gerava uma dor ainda desconhecida. Mesmo nesse estado profundamente abalado, Henry manteve-se alerta a um Charles que andava desconsolado e lhe disse a frase que nunca mais sairia da sua cabeça, a respeito da necessidade de seguir em frente:

– Nunca estrague o seu presente por um passado que não tem futuro.

Formatura

Em 15 de dezembro de 1969, Charles Peter Tilbery graduava-se como médico em cerimônia realizada no auditório Rui Barbosa, na Universidade Mackenzie.

Charles considera como a grande comemoração de sua formação uma excursão que sua turma fez para a Europa no ano anterior. A maioria dos alunos foram juntando dinheiro ao longo de todo curso, por meio de rifas, bingos e eventos diversos. Passaram cerca de 30 dias viajando por países como Portugal, Espanha, França e Alemanha.

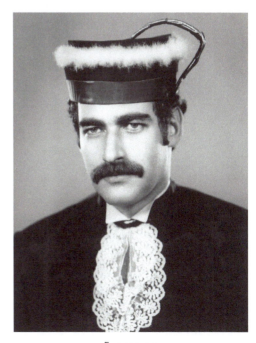

Formatura.

Em Munique levaram um susto quando bebiam em um bar, pois Pistelli se empolgou um grau acima de todos, e cada vez que enchia os copos dos amigos substituía o brinde por alguns xingamentos – em português – aos presentes. Seria apenas um excesso inoportuno não fosse o fato de um dos alemães compreender a língua portuguesa. Após o terceiro ou quarto insulto dirigido aos anfitriões, ele se dirigiu furiosamente à mesa dos brasileiros desferindo uma facada na mão de Pistelli, que levaria meses para se recuperar totalmente dos ferimentos.

Mas, no geral, as farras foram pacíficas, uma festa cotidiana entre amigos em cenários inéditos a eles naquele momento, repletos de história e cultura. As risadas e toda a diversão própria da juventude funcionava como um bálsamo para aliviar anos de dedicação e seriedade aos estudos, as tensões das provas que pareciam infinitas, o peso da responsabilidade enorme que se avizinhava e a expectativa individual balanceada entre a confiança em si mesmo e as eventuais inseguranças pessoais que cada um poderia carregar para o futuro exercício da profissão, atividade nobre, porém eterna e diariamente desafiante, assim como descrito no Juramento de Hipócrates, considerado o pai da sagrada arte da medicina.

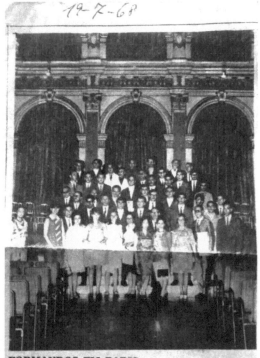

Viagem de formatura.

Juramento de Hipócrates

"Eu juro, por Apolo médico, por Esculápio, Hígia e Panacea, e tomo por testemunhas todos os deuses e todas as deusas, cumprir, segundo meu poder e minha razão, a promessa que se segue:

Estimar, tanto quanto a meus pais, aquele que me ensinou esta arte; fazer vida comum e, se necessário for, com ele partilhar meus bens; ter seus filhos por meus próprios irmãos; ensinar-lhes essa arte, se eles tiverem necessidade de aprendê-la, sem remuneração e nem compromisso escrito; fazer participar dos preceitos, das lições e de todo o resto do ensino, meus filhos, os de meu mestre e os discípulos inscritos segundo os regulamentos da profissão, porém, só a estes.

Aplicarei os regimes para o bem do doente segundo o meu poder e entendimento, nunca para causar dano ou mal a alguém.

A ninguém darei por comprazer, nem remédio mortal nem um conselho que induza a perda. Do mesmo modo não darei a nenhuma mulher uma substância abortiva.

Conservarei imaculada minha vida e minha arte.

Não praticarei a talha, mesmo sobre um calculoso confirmado; deixarei essa operação aos práticos que disso cuidam.

Em toda casa, aí entrarei para o bem dos doentes, mantendo-me longe de todo o dano voluntário e de toda a sedução, sobretudo dos prazeres do amor, com as mulheres ou com os homens livres ou escravizados.

Àquilo que no exercício ou fora do exercício da profissão e no convívio da sociedade, eu tiver visto ou ouvido, que não seja preciso divulgar, eu conservarei inteiramente secreto.

Se eu cumprir esse juramento com fidelidade, que me seja dado gozar felizmente da vida e da minha profissão, honrado para sempre entre os homens; se eu dele me afastar ou infringir, o contrário aconteça."

4

Família e Carreira Profissional

Quando ainda estava na Europa com os colegas de turma, Charles recebeu uma carta de sua mãe. Em sua ausência, ela havia convidado sua namorada, Magali, para um almoço. O exigente olhar maternal descrevia uma suave satisfação no encontro, realçando de forma contida uma ou outra qualidade da visita, como "muito simpática"; no entanto, deixava escapar uma oposição, talvez conclusiva: "mas é humilde...". Charles riu ao ler. Obviamente, sua conclusão não era a mesma.

Um Amor de Verão

Por insistência da esposa, Henry havia comprado um apartamento na Ilha Porchat, em São Vicente. Certo dia, na praia, o amigo Luiz Carlos vira-se para Charles e o cutuca:

– Aquela morena está olhando para você.

Tilbery namorava uma jovem que morava no Guarujá nessa época, mas ao virar-se e reter seus olhos nos olhos da morena, não teve como não se aproximar e iniciar uma conversa, que estimulou outra conversa e assim por diante. Mesmo que entre os assuntos tenha aparecido a informação de que ela se encontrava noiva naquele momento, os dois não conseguiram resistir e se renderam à atração mútua.

Acabando as férias, subindo para a capital, Charles pensava ter vivido apenas um caso típico de amor de verão. Até que ela liga e entre a troca de lembranças do que ocorrera resolvem marcar um jantar na Rua Augusta.

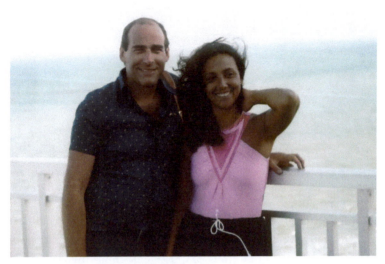

Charles e Magali.

No meio do encontro, Magali avista o noivo, "que tinha uns 3 metros de altura" entrando no restaurante.

— Vamos ter que ir embora, pede a conta?

— Que pede a conta que nada. Vamos, mas ele que pague!

E saíram deixando a conta para o noivo pagar.

Charles nunca mais o viu na vida.

— Ele já era meio nazista, deve ter ficado inteiro depois dessa.

...

Magali Pereira Dias nasceu em um dia 16 — número que misteriosamente sempre aparece nos momentos importantes da vida de Charles. Estudou em um colégio de freiras em Cafelândia, perto da cidade natal de Araçatuba. Tinha a personalidade forte, determinada, solidária e amiga.

— Também sabia ser brava e me dava umas broncas quando eu merecia — reconhece.

Na época da ditadura chegou a ser presa por suspeita de conduta subversiva, mas foi solta no mesmo dia. Devido à atribuição daqueles tempos, entre o final da faculdade, formação e início da vida profissional,

Charles não guarda muitas lembranças do namoro, que durou cerca de 2 anos. Quando surgiu o desejo de consagrar a união, Charles fez uma visita aos futuros sogros, Laurentina e Clóvis. O pai dela disse:

– Não sei se vou deixar você se casar com minha filha. Você é de confiança? – perguntou na lata.

– Acho que sou, né? – respondia Charles, dividindo a gargalhada.

Um Amor para Todas as Estações

Ao contrário das reservas de Hana com Magali, a relação dela com Henry era muito boa. Ele a adorava. Justamente em consideração e respeito a ele, Magali pediu para se converter do catolicismo ao Judaísmo para que pudessem se casar na sinagoga. Apesar da conversão não ser aceita em Israel – só por uma corrente mais liberal da tradição –, no Brasil era possível de ser feita e assim foi, através do Rabino Henry Sobel. Os sábios judeus dizem que um convertido é alguém que sempre possuíra uma alma judaica. A identificação de Magali com a família Tilbery e o seu modo de pensar e viver foi tanta que a conversão foi um processo natural. No dia 4 de fevereiro de 1971 Charles e Magali se tornaram marido e mulher.

O jovem casal costumava viajar para Campos de Jordão, hospedando-se no aconchegante Hotel Toriba. Foi lá que conheceram outro casal pelo qual nutririam uma

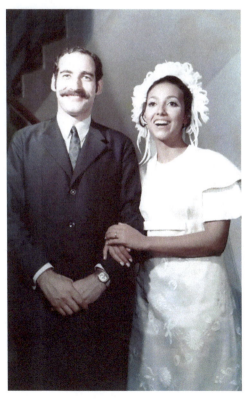

Primeiro casamento.

profunda amizade. Renato Rosseti e Dulce Helena, que como Magali, compartilhava do mesmo momento mágico: a primeira gravidez.

Em 16 de dezembro de 1972, Magali deu à luz à Michele Tilbery e dois anos depois, em 14 de agosto de 1974, era a vez do nascimento de Andrea Tilbery. E pensar que tudo começou lá atrás, nas sementes germinadas pelo encontro fortuito de Hana e Henry naquele trem em Praga.

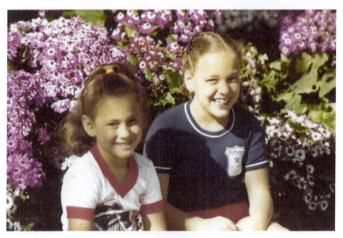

Andrea e Michele Tilbery.

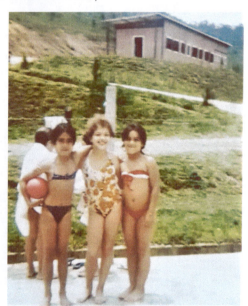

Sofia Cassales Kozma, Michele e Renata Ocdy.

Família e Carreira Profissional — 37

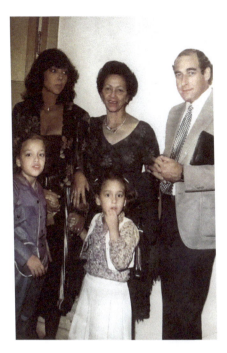

Magali, sua mãe Laurentina, Charles, Michele e Andrea.

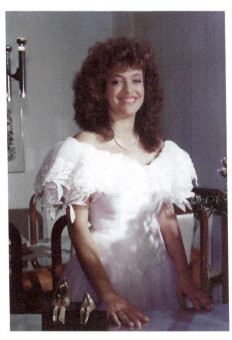

Michele.

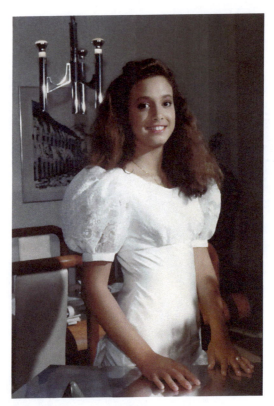

Andrea.

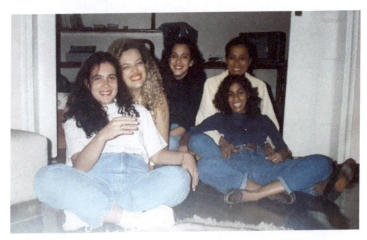

Adriana Salomon Tudisco, Michele, Andrea, Magali Pereira Tilbery e Vanusa Maria de Freitas.

Família e Carreira Profissional

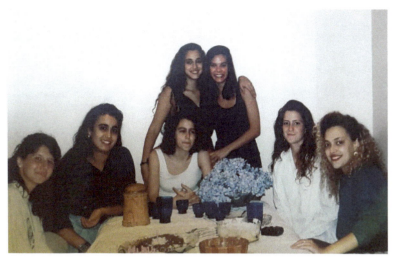

Luciana Loureiro, Sofia Cassales Kozma, Andrea, Maria Eugênia Lopes kireff, Maria Beatriz Garcia Russo, Heloisa Rossetti Nogueira e Michele.

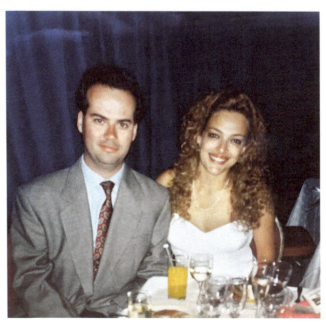

Paulo Lucena de Menezes e Michele.

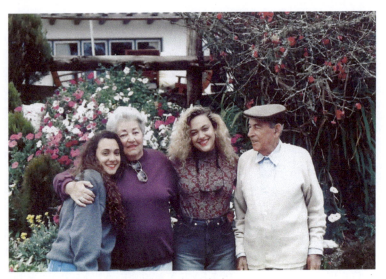

Andrea, a avó Hana, Michele e o avô Henry.

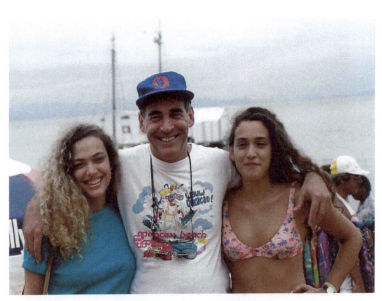

Michele, Charles e Andrea.

Rotina

Charles saía cedo e chegava tarde em casa, e às vezes as meninas já estavam dormindo. Seu contato com elas se dava mais aos fins de semana, quando então podia participar de brincadeiras, fazer palhaçadas e contar histórias divertidas. Sofia Cassales Kozma, uma das melhores amigas da infância e de toda vida de Michele e Andrea – junto com a Adriana Salomon Tudisco –, relembra:

– Eventualmente eu e a Adriana dormíamos na casa delas, e às 6 horas da manhã seguinte o Charles as acordava cantando o hino da Inglaterra!

Para ajudar no cuidado com as meninas e em toda a manutenção da casa, Charles e Magali, que também trabalhava fora, contrataram um anjo chamado Luzia França, que passou a morar com a família Tilbery. Acompanhou todo crescimento e desenvolvimento das meninas, sendo considerada por elas como uma segunda mãe.

– Ela era nota 10! – diz Charles – Fazia tudo com muito carinho, cozinhava muito bem. Minhas filhas a adoravam.

Era Luzia a responsável por organizar a casa e preparar todas as refeições.

– Ela era muito acolhedora com as amigas também, e fazia cada sobremesa! Até hoje eu faço uma torta de limão que ela me ensinou – diz Sofia.

Michele e Andrea fizeram o maternal e o jardim da infância na Escola da Mônica, de propriedade de Maurício de Souza, o criador da Turma da Mônica.

– Era uma travessa da Avenida Rebouças. Cheguei a conviver um pouco com o Maurício, minhas filhas ficaram amigas das filhas dele e eu as levava para brincar com elas em sua casa. Aí ficávamos conversando. Ele é um cara fora de série, um gênio mesmo. E modesto, bom papo, morria de rir das piadas que ele fazia – recorda Charles.

...

Clóvis, pai de Magali, morava em Ponta Porã, Mato Grosso do Sul e eventualmente vinha para São Paulo visitar a família ao lado da esposa Laurentina e do irmão Sílvio, pisando fundo no acelerador do seu Fusca.

– O Sílvio era todo chique, parecia o Waldick Soriano. Por incrível que pareça minha mãe gostava dele. Era um galanteador. Minhas filhas gostavam muito do Clóvis, que sempre trazia do Paraguai as bonecas que elas queriam - além de caixas de uísque para mim.

Assim como a vida pessoal, a construção da carreira profissional seguia progredindo. Em 1973, completou a Especialização em Residência Médica em Neurologia e passou a fazer jornada tripla, entre seu recém-aberto consultório particular na Praça Charles Miller, o atendimento na Santa Casa e no Hospital Municipal do Tatuapé.

– Eu saía da Santa Casa, ia para o Tatuapé e depois para o meu consultório. Como todo médico em início de carreira atendia bastante convênio, até que gradativamente fui deixando o consultório apenas para atendimentos particulares.

O consultório situava-se perto do Estádio do Pacaembu e quando chovia a região toda inundava. O banco Itaú, localizado ao lado, tinha até uma corda que os funcionários jogavam quando alguém ficava preso dentro do carro na enxurrada.

– Em janeiro e fevereiro eu não conseguia atender, era um caos. A água subia dezenas de metros, tinha gente que se agarrava no farol para não morrer afogada.

Isso tudo além das aulas das matérias de Neurologia que ministrava na própria Santa Casa e de Neurofisiologia por um período de dois anos na PUC.

...

Devido à sua experiência na área de Propedêutica, da qual começara a lecionar quando ainda era aluno, Charles foi convidado pelo professor chefe dessa matéria, Walter Scatolini, a elaborar um filme para ensinar as técnicas de como examinar um paciente.

– O Walter tinha uma câmera super 8. Compramos um pano azul para servir de fundo. Nós pegávamos uma sala da Santa Casa aos sábados e combinávamos com alguns pacientes que tivessem determinadas patologias. Às vezes íamos buscá-los em suas casas, depois dávamos um lanche.

A propedêutica neurológica é uma das áreas da medicina mais completas e ricas em sintomas e sinais para que se possa traçar um diagnóstico.

– Nós demonstrávamos de forma prática o que às vezes não ficava tão claro nos livros. Não é simples reconhecer determinados sinais e ligá-los a esta ou outra doença. Então, levávamos um paciente com hemiplegia, por exemplo, que é a paralisação cerebral que impede os movimentos de uma parte do corpo. Levantava o braço, o braço caía: isso é hemiplegia.

Numa época em que os recursos eram escassos, Walter e Charles pensavam até em vender os filmes para outras faculdades, com o objetivo de disseminar o ensino e ajudar a compreensão dos alunos.

– Ainda hoje, em 2020, não existe nada parecido, até porque ninguém mais examina. Você vai fazer uma consulta com um problema neurológico, o médico pede 500 exames, mas ele próprio não examina o paciente – diz Charles.

As filmagens foram entregues para a administração da Faculdade, que ficou de encaminhar para uma empresa fazer a edição. Infelizmente, depois de um tempo de espera, Charles procurou saber do material e soube que ele tinha sumido.

– No Brasil as coisas são assim. As coisas têm começo, nem sempre têm meio e fim, então, "*never*".

Visita às Origens

Ainda nos anos 70, Charles fez uma segunda viagem à Europa com seu pai. Henry quis mostrar o lugar em que moraram em Londres. Era uma casa simples, geminada, sem jardim. Quando o pai apontou: "É essa aqui", e tocou a campainha, uma senhora atendeu, com cara de poucos amigos. Henry tentou explicar que estava mostrando ao filho a casa onde viveram alguns anos ainda na época da segunda guerra, e perguntou se poderiam entrar um instante, quando foi abruptamente interrompido:

– No! – e fechou a porta na cara deles.

– Achei os anglo-saxões muito ríspidos, não sei se são traumatizados pela guerra, mas parece que não têm emoção nenhuma. Sempre falo que não existe um povo com a cordialidade do brasileiro, que se vê um refugiado, leva em casa, dá comida, dá roupa, cuida. Na Inglaterra se alguém cair duro no chão, o sujeito pisa em cima.

Pai e filho seguiram viagem em direção à hoje chamada České Budějovice, cidade tcheca onde Henry realmente nasceu, embora conste em sua certidão como natural de Praga. No final do século 19, nos tempos do Império Austro- Húngaro e do alemão como idioma oficial, České Budějovice era chamada de Budweis, a terra onde foi criada a cerveja Budweiser. Henry também quis mostrar a residência em que nascera e crescera, mas esta havia sido destruída. De lá foram ao cemitério, que ficava trancado com cadeado, tentar encontrar o túmulo do avô de Charles. Mas não havia nenhuma indicação de nomes nas lápides, assim como na maioria dos túmulos. Era exatamente como o Antigo Cemitério Judeu localizado em Praga, onde o número de lápides e a quantidade de pessoas sepultadas é incerto, pois existem diversas camadas de tumbas sob as atualmente visíveis. Estima-se que haja cerca de 100 mil corpos onde apenas 12 mil sepulturas estão identificadas.

– Nunca vou esquecer essa cena, meu pai chegou a se ajoelhar cavocando com as mãos em alguns lugares para tentar achar uma pista.

O único "registro" do avô Rabino encontra-se na Sinagoga Pinkas, parte do Museu Judaico de Praga. Em suas paredes internas, que são um autêntico memorial, estão escritos os nomes de cerca de 80.000 judeus tchecos vítimas do holocausto, acompanhados da data de nascimento e da última informação existente sobre a vida de cada pessoa, incluindo Charles Thieberger.

A última parada nessa viagem no tempo foi na Universidade Carlos, inaugurada em 1348, onde Henry, do alto de seus 64 anos de idade finalmente conseguiu obter, em um pergaminho, o diploma original de sua formação em Direito. Na volta ao Brasil, deu entrada no Mackenzie que aprovou o documento oficial, após a inclusão de alguns pequenos cursos de atualização. Com a revalidação do diploma, Henry fez doutorado tendo na banca ninguém menos que o advogado e jurista Ives Gandra Martins. Impressionado com o conhecimento demonstrado, Ives o convidou para ser sócio em seu escritório.

– Foi uma época áurea. Meu pai passou a exercer Direito Tributário e ganhou muito dinheiro. Escreveu vários livros sobre imposto de renda, heranças e assuntos técnicos correlatos. Se trancava no escritório com sua máquina Olivetti e escrevia sem parar. Ganharia o prêmio de tributarista do ano em 1985. Naquela época ele já havia desenvolvido um estudo para a taxação de grandes fortunas que até hoje é discutido como uma das possíveis soluções para abrandar a desigualdade social no Brasil.

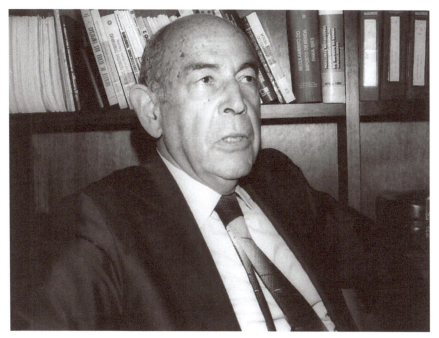
Henry Tilbery.

Anos 80

Os anos 80 continuaram intensos. Charles concluiu o Mestrado em Neurologia/Neurociências em 1983 e o Doutorado em 1985, na UNIFESP, ambos com estudos voltados ao diagnóstico de Esclerose Múltipla.

A Escola Paulista de Medicina o recebeu por intermédio de outro ídolo, Wilson Sanvito, que recebera uma ligação do Dr. José Geraldo de Camargo Lima oferecendo uma vaga de pós-graduação. Charles foi o indicado e continuou se multiplicando entre os estudos, os atendimentos e as aulas que ministrava na instituição filantrópica, onde chegou a chefiar o Departamento de Neurologia, atividade que lhe custava eventuais discussões e embates com a administração. Apesar de compreender a complexa engenharia que é administrar um Hospital que depende de recursos públicos para sua manutenção, não era simples segurar seu ímpeto natural de querer fazer as coisas melhorarem e de transformar o que estava obsoleto em algo organicamente vivo e que respondesse às necessidades, tanto de infraestrutura quanto de procedimentos. Para isso era necessário reformar ambientes, otimizar o aproveitamento de espaços e horários, implantar novos ambulatórios etc.

Concomitante ao trabalho na Santa Casa, Charles passou a integrar o corpo clínico do Hospital Israelita Albert Einstein.

...

No âmbito pessoal, a vida igualmente se desenvolvia muito bem. Magali abriu uma loja de brinquedos chamada *Game Store*, em sociedade com Hana. Foi uma experiência de muito sucesso. Numa época ainda totalmente "analógica", sem um celular para abduzir digitalmente todas as brincadeiras do mundo, jogos de tabuleiro como Banco Imobiliário, Batalha Naval, War, e mesmo os tradicionais Dama, Xadrez e afins vendiam "a granel".

– Era um negócio lucrativo e prazeroso, pois aos sábados eu, a Magali e amigos fazíamos torneios entre nós, apostávamos e nos divertíamos. Passávamos a tarde e até a noite jogando. A vida nos oferece esses pequenos episódios de prazer e alegria que às vezes não damos o devido valor, mas que nos marcam, ficando para sempre em nossa memória.

Mais à frente, Magali faria um curso de decoração, e através do amigo Sérgio Dota trabalharia como decoradora da *Kuken*, perto da Universidade Mackenzie.

Antônio Fagundes

Um dia, o casal Tilbery conheceu o ator de teatro e novelas Antônio Fagundes, na Praça Buenos Aires.

– Ele morava na Avenida Angélica e nós na Rua Piauí. Nos encontramos algumas vezes e ficávamos conversando. A Magali era fã. Comprava ingresso para todas as peças em que ele atuava, inclusive em algumas ocasiões era o próprio Fagundes que ficava na bilheteria por um breve período vendendo os bilhetes: "Amor, comprei os ingressos, foi ele mesmo que me vendeu!".

– Mas quem disse que eu quero ir? – respondia. – Mas de brincadeira, o considero um ator genial. Hoje em dia tem ator que não sabe nem falar, ele pelo menos fala direitinho... (risos).

Passava um mês, lá vinha de novo: "Amor, comprei ingresso para a peça do Fagundes".

– Eu tinha que ir, senão apanhava! – diverte-se.

Ainda na sessão "idiossincrasias de casais", Charles lembra que Magali, descendente de portugueses, tinha o hábito de tomar sopa no jantar.

– Podia estar fazendo "50" graus, que o jantar era sopa! Eu só falava: quando terminar, me chama, porque só de olhar passava mal.

Jô Soares

Numa ocasião, quando dava cobertura no pronto socorro do Einstein, Charles recebeu uma ligação em casa perguntando se podia atender um paciente que estava com uma forte dor de cabeça: "Sem problemas". Quando entrou em sua sala, deu de cara com Jô Soares.

– Estava sofrendo de enxaqueca e mesmo assim foi muito simpático. Entrei às 21 horas e conversa vai, conversa vem, saí de lá às 3 da manhã. A Magali não acreditou: "Que Jô Soares, coisa nenhuma, você deve ter ido numa boate! Que conversa mole..."

No mês seguinte, toca o telefone em casa. Andrea atende:

– Pai, tem um sujeito que quer falar com você. Está dizendo que é o Jô Soares.

Pensou: "Deve ser trote".

Mas não era. Jô o convidou para uma visita à sua casa.

– Ele morava num triplex na Avenida Higienópolis. É um cara que tem uma cultura absurda, jamais poderia ficar de fora da televisão. Ficamos conversando durante 4, 5 horas. Falamos um pouco da enxaqueca, depois quis saber um pouco sobre cisticercose, porque a empregada dele tinha e daí fomos para assuntos como a Segunda Guerra Mundial, *jazz* etc. A Magali quase pede o divórcio, não acreditava de jeito nenhum – diverte-se.

Cantareira

Uma das melhores fases da vida da família Tilbery foi vivenciada no sítio construído por Charles no Condomínio Alpes da Cantareira, zona norte da capital. A região, coberta pela Mata Atlântica, é uma área montanhosa e dispõe de uma rica e diversificada fauna e flora. O casal, as filhas

Michele e Andrea, mais a fiel escudeira Luíza e a babá Ivanilde iam todo final de semana durante um bom tempo, acompanhados eventualmente pelos pais de Charles e Magali.

Festejaram lá muitos natais, época em que costumavam receber o cunhado de Charles, sua esposa e dois filhos. Um "personagem" especial do sítio era Rafael Augusto, um "dálmata meio aloprado, como todo dálmata", pelo qual Andreia tinha uma afetuosa afeição. Entre as suas principais peripécias estava a habilidade de saltar na beirada da churrasqueira para pegar pedaços inteiros de picanha.

— Era muito engraçado e afetuoso, quando eu dava tchau ele fazia cara de triste e virava o rosto, contrariado. Quando ia me deitar, ele deitava junto e colocava a pata no meu rosto.

Aos poucos, Charles construiu piscina e uma quadra poliesportiva que se tornaram epicentros da diversão com as filhas e suas amigas, como Sofia e Adriana, que as visitavam frequentemente.

— Quem me apresentou a região foi a Regina, uma amiga cujo marido era maestro. Eles eram amigos da cantora Elis Regina, que morava num sítio do outro lado do nosso. Nós frequentamos a sua casa por um tempo. O César Camargo Mariano, seu marido, era muito afável, gostava de tocar piano para nós depois do almoço.

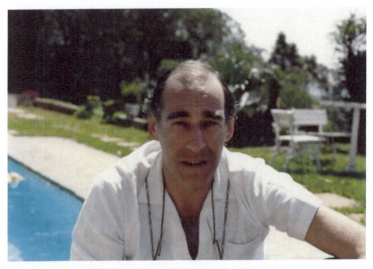

Charles na piscina do sítio da Cantareira.

5

Esclerose Múltipla

Tudo começou com o Doutor Jean-Martin Charcot, chefe do serviço de patologias do sistema nervoso no hospital da Salpêtrière, em Paris. Em 1868, ele conseguiu descrever a esclerose múltipla, diferenciando-a da doença de Parkinson. No ano seguinte, descreveu a esclerose lateral amiotrófica, que ficou conhecida como doença de Charcot.

– Ele começou a ver os primeiros casos estranhos, que ninguém sabia o que era e se confundiam com outras doenças – diz Charles. – Inicialmente ele chamou de "esclerose emplactus", que é como está descrita em alguns livros antigos.

Charcot a definiu como uma doença degenerativa com comprometimento focal da mielina e preservação inicial dos axônios (elementos dos neurônios responsáveis pela condução dos impulsos nervosos do corpo celular para outras células). Diversos estudos foram realizados ao longo do tempo até que Paul W. O'Connor, principalmente pelas lesões inflamatórias irregulares que percebera, estipulou uma outra definição da esclerose, como uma doença inflamatória e crônica, progressiva, com lesão inicial na bainha de mielina e não no axônio.

A "bainha de mielina" é uma espécie de capa de tecido adiposo que protege suas células nervosas – como se fosse um isolante protegendo um fio elétrico, mantendo assim o impulso elétrico homogêneo. Estas células fazem parte do sistema nervoso central, que transporta mensagens entre o cérebro e o resto do corpo. Esse transporte é realizado de forma rápida, em "saltos", e se a bainha está lesada ou inflamada, esse impulso torna-se gradualmente mais lento, de forma que as mensagens entre as células levam um tempo maior para serem transportadas e as respostas a essas mensagens "se lentificam" ou nem mesmo acontecem. Daí a possibilidade de enfraquecimento muscular que causa danos à coordenação corporal, podendo resultar em paralisias. Trata-se, portanto, de uma doença imunologicamente controlada.

– Não é uma doença degenerativa e sim inflamatória, mediada por componentes imunológicos – diz Charles. – Muitos pacientes inicialmente a confundem com esclerose lateral amiotrófica, a que vitimou o físico e cientista Stephen Hawking, e aí já vem com essa imagem na cabeça, mas não tem nada a ver.

A "lentificação", chamada de déficit transitório, pode ser observada, por exemplo, quando o indivíduo acorda de manhã e sente o braço formigando. Depois de um tempo o formigamento passa e aquilo não fica na memória. Pode ser o início da doença.

– Claro que para traçar um diagnóstico para esclerose múltipla, qualquer sintoma deve durar no mínimo um dia. Quando o sintoma é intermitente não é considerado. Tem muito conteúdo didático em livros, mas o que importa aqui é dizer que a esclerose múltipla tem muitas possibilidades de sintomas, que inclusive podem durar dias ou semanas e depois sumirem por meses ou até anos, o que atrapalha muito o diagnóstico.

Os principais sintomas podem ser sensitivos, visuais (visão turva, olhos doloridos) ou motores (desequilíbrio, tontura, incontinência urinária).

– Aparentemente as alterações sensitivas são as principais. O indivíduo acorda de manhã com perda de sensibilidade no rosto e acha que foi efeito da loção da barba.

A esclerose múltipla é uma doença que não tem marcador biológico, ou seja, um sinal laboratorial ou radiográfico que proporciona o diagnóstico compatível com a queixa do paciente.

– Normalmente você vai ao médico por causa de uma tosse, faz um raio-X e constata um tumor. A esclerose múltipla não tem isso, você precisa investigar diversos sintomas clínicos.

As principais medidas que colaboram nessa investigação são: a pesquisa do histórico clínico do paciente, o exame de ressonância magnética e a análise do líquor (líquido cefalorraquidiano), localizado dentro da coluna vertebral. O calor é um fator que pode exacerbar a doença, porque quando está muito quente o sistema de autoproteção do organismo diminui a condução elétrica e se ela já estiver lenta pelo déficit transitório podem ocorrer surtos, a fase aguda de algum sintoma compatível com a esclerose com duração de mais de 24 horas.

– No começo, medicado ou não, aquilo desaparece, entra num período chamado de remissão em que a pessoa não sente mais nada, passou, fica tudo normal. Frequentemente o paciente nem se lembra que teve o surto.

Essas fases podem se alternar constantemente se não for feito o tratamento na fase progressiva da doença: surto, remissão, surto. Na fase aguda, a intenção é diminuir o número de surtos e sua gravidade, levando em conta a rotina de atividades diárias da pessoa.

– Em longo prazo continuamos usando os remédios para não ter lesão posterior e controlar a doença. Para isso usamos drogas modificadoras do curso da patologia. São várias que existem no Brasil, mas infelizmente são distribuídas de maneira errática – uma hora tem, outra hora não tem – pela Secretaria da Saúde. Se ficar sem medicamento, há um descontrole e a doença e os surtos voltam.

Noventa por cento dos casos de esclerose múltipla ocorrem em caucasianos ou indivíduos de pele branca, sendo bem menos prevalente em negros e indígenas. Também 90% dos casos estão situados na faixa entre 15 e 50 anos. Enquanto 70% a 75% dos pacientes são do sexo feminino. É mais prevalente em árabes e palestinos e menos em ciganos e húngaros. Mais prevalente em judeus asquenazes, provenientes da Europa Central (como a Polônia e a Hungria) e Europa Oriental (como a Ucrânia), do que os judeus sefarditas, provenientes de Portugal e Espanha. Essas prevalências demonstram que a esclerose múltipla tem um fator genético.

– Genético e não hereditário, sem transmissão direta. A hereditariedade é assim, minha mãe era diabética e me passou todas as características, então também sou diabético. Na genética o indivíduo tem o gene, a tendência, que pode ou não se desencadear de acordo com uma série de fatores, climáticos, alimentares etc. Um outro dado é que, ninguém sabe por que, mas o curso da esclerose múltipla no Brasil é mais benigno do que na Europa e no EUA.

Jacqueline du Pré

A violoncelista inglesa Jacqueline du Pré, nascida em 1945, teve uma carreira de sucesso na música clássica, sendo denominada como uma das maiores intérpretes do violoncelo. Sua trajetória profissional foi interrompida aos 28 anos de idade – após a perda de sensibilidade nos dedos das mãos e outras partes de seu corpo –, quando recebeu o diagnóstico de esclerose múltipla. Jacqueline chegou a ficar tetraplégica. Ela passou a estudar e trabalhar em nome da pesquisa da doença, chegando a criar uma Fundação para essa finalidade. Veio a falecer aos 42 anos, em 1987.

Uma peça de teatro inspirada na sua vida, "Dueto para um" de Tom Kempinski, foi apresentada na Broadway em 1981. Três anos depois, a peça seria encenada em São Paulo, no Teatro Ruth Escobar, com o nome de "Dueto para um só", tendo inclusive ganhado prêmios pela Associação Paulista de Críticos de Arte (APCA) como os de melhor direção (Antonio Mercado), de melhor ator (Othon Bastos) e de melhor atriz (Martha Overbeck). Ao final das apresentações, alguns portadores de esclerose múltipla e pessoas de alguma forma ligadas à área se conheciam e iniciavam amizade e troca de ideias sobre o assunto que ainda era pouquíssimo estudado e divulgado na época. Não existiam aulas específicas sobre EM, que era uma patologia considerada exótica. Numa dessas ocasiões, Charles conheceu Ana Maria Levy e teve a oportunidade de diagnosticá-la como portadora de EM.

– Ela estava com essa suspeita há anos, mas ninguém fechava o diagnóstico. Fui juntando as informações, pesquisando, fazendo exames e concluí que realmente se tratava de um caso de EM – esclarece Tilbery.

Ana Maria, junto com Renato Basile, fundaria a ABEM – Associação Brasileira de Esclerose Múltipla, uma entidade filantrópica com a missão de "divulgar a Esclerose Múltipla e suas terapias; prestar assistência e orientação aos pacientes de EM e seus familiares, visando proporcionar uma melhor qualidade de vida". Charles chegou a fazer parte do Conselho da instituição por alguns anos.

– É um trabalho fantástico. Eles devem ter mais de 10.000 fichas de pacientes ao longo desse tempo, oferecendo um tratamento múltiplo, completo, com fisioterapia, acupuntura, meditação, tudo! – destaca. – Lembro de quando a Suely Berner era diretora. Ela colocou dinheiro do próprio bolso para visitar centros de esclerose múltipla em outros países da Europa e poder implantar novidades para o desenvolvimento do tratamento aqui no Brasil.

6

Thanatos

"O poeta ocidental Rainer Maria Rilke disse que nossos temores mais profundos são como dragões guardando nosso tesouro mais profundo. O medo que a impermanência desperta em nós, de que nada seja real e que nada tenha duração é, como chegamos a descobrir, nosso maior amigo porque nos leva a perguntar: se tudo morre e se transforma, então o que é realmente verdadeiro? Há alguma coisa por trás das aparências, alguma coisa sem limite e infinitamente vasta, alguma coisa em que a dança da impermanência e das mutações tem lugar? Há na realidade alguma coisa com que possamos contar, que sobrevive ao que chamamos morte?"

Sogyal Rinpoche, monge tibetano.

Durante a gravidez de Michele, Magali descobriu que possuía uma leve insuficiência cardíaca, comumente chamado sopro cardíaco, um defeito congênito. Dr. Plínio, "um médico das antigas, que conversava e se dedicava aos pacientes", do Hospital Samaritano acompanhou toda a gestação, que foi absolutamente normal, sem nenhum susto. Michele nasceu saudável, apenas com tamanho e peso um pouco abaixo da média. Dois anos depois, a gestação da Andrea foi bem parecida, inspirou um ou outro cuidado, mas tudo correu em harmonia, exceto no parto, quando Magali sofreu uma pequena hemorragia, desencadeando uma internação posterior. Andrea também nasceu com baixo peso. Charles assistiu aos nascimentos das duas filhas.

Episódios de falta de ar mais constantes e as restrições impostas, como excluir totalmente o sal da dieta, começaram a mostrar que o caso de Magali era um pouco mais sério do inicialmente se supunha, até que o Dr. Jozef Fehér, um dos fundadores do Hospital Israelita Albert Einstein, fez a indicação para um transplante.

– Uma bela noite toca o telefone, tinham arrumado um coração pra Magali. A cirurgia seria realizada pelo Dr. Enio Buffolo, um excelente médico, que criou a metodologia de fazer cirurgias de coronárias sem anestesia total, aceita posteriormente no mundo inteiro – afirma Charles.

Seria o primeiro transplante cardíaco do Einstein. Charles teve um sonho na véspera que considerou como uma premonição não muito positiva, mas não tinha motivos para dar alimento a esse pensamento. Quando se despediu de Magali, que estava na maca a caminho da sala de cirurgia, ela lhe disse:

– Cuide bem das meninas, viu?

O recado não fez muito sentido naquele momento. Naquela época o transplante demorava muito e Charles passou a noite inteira acordado na companhia das filhas e de seu amigo Abram Topczewski. Por volta das 6 horas da manhã foi chamado ao centro cirúrgico onde havia cerca de 15 médicos reunidos festejando o sucesso do transplante, que fora tecnicamente perfeito.

– Ela foi encaminhada para UTI, estava indo muito bem, deu tchauzinho para mim – relembra.

Depois de dois ou três dias, porém, o coração transplantado sofreu uma rejeição comum nas primeiras cirurgias desse porte, quando basicamente o novo órgão era atacado como um "corpo estranho" pelo sistema imunológico do paciente receptor. O caso se agravou de maneira irreversível. Magali Pereira Tilbery veio a óbito aos 47 anos, em fevereiro de 1993. No mesmo dia, sua mãe sofreu um AVC (acidente vascular cerebral). Após ficar internada durante uma semana, também veio a falecer.

– Você imagina, fui com as minhas filhas na Igreja para a missa de sétimo dia da mãe delas e de lá fomos direto para o cemitério para o enterro da Dona Laurentina. No mesmo jazigo. Foi uma experiência horrível – lamenta Charles.

...

Pouco antes, Henry havia fraturado o colo do fêmur e ficara impossibilitado de trabalhar. Em casa, não conseguia mais alcançar alguns livros de sua enorme biblioteca, função que precisou delegar para a empregada de sua residência.

Uma brevíssima recapitulação: Tilbery pai atravessara duas guerras mundiais, fugira do seu próprio país a pé por uma floresta com sua amada; na França tomada pelos nazistas nova fuga para a Inglaterra, onde lutou como soldado enquanto a mulher e o filho bebê se protegiam de bombas em abrigos subterrâneos. Do Reino Unido para um país completamente diferente em tudo, o Brasil, onde tivera que aprender a língua e, mais do que isso, aprender a construir uma vida em família edificada pelo ambiente de paz. Foi soldado, contador, advogado e jurista. Aos 64 anos, quando muitos estão entrando no ocaso da existência, Henry simplesmente reinventou sua carreira profissional, revalidando seu diploma em Direito. Ainda encontrou tempo de escrever diversos livros que são referência até hoje na área tributária.

Como Charles diz, Henry "viveu várias vidas em uma só". Mas o que todos os perigos e reveses que encontrou em sua trajetória falharam em lhe atingir, a morte de Magali o fez, de forma mais letal do que todas as bombas que vira explodir ao seu lado. Assim, entrou em profunda depressão, o que contribuiu para que sua saúde se deteriorasse rapidamente. No dia 15 de abril de 1993, um mês e meio após o falecimento daquela a quem considerava sua filha, devido a complicações de uma pneumonia, Henry Tilbery escreveu o último capítulo em sua existência terrena.

As Filhas

Na ausência de Magali, o papel de Luzia França se tornou ainda mais importante. Charles não tinha como interromper o ritmo de trabalho para dar um suporte maior às filhas, e a "segunda mãe" foi fundamental para ajudá-las nesse processo. A gratidão foi tamanha que Charles deu uma casa para Luzia. Esse fato não entra no conteúdo do livro por uma questão de egocentrismo ou para propagar uma imagem de generosidade gratuita. Apenas se mostra essencial vir à luz, devido à necessidade de ser justo e ressaltar a imensa importância que Luzia sempre teve na família, ainda mais nos anos após a morte de Magali.

As meninas tinham personalidades completamente distintas. Michele "falava pelas tampas", era vaidosa, explosiva, extrovertida, comparada à avó Hana, no sentido de ser "mandona, um coronel". Andrea era pacata, retraída, de falar pouco, "podia cair o mundo que mantinha a mesma calma de sempre", não ligava para roupas, era mais meticulosa. Foi quem ensinou Charles a mexer no computador. Michele se formaria em Direito, na PUC e Andreia em Farmácia, na USP.

Após a morte de Magali, Charles providenciou uma bateria de exames para as duas, incluindo avaliação cardiológica completa e absolutamente nada fora encontrado. Ambas gozavam de perfeita saúde.

Alguns anos antes Michele tivera uma lesão na pele na qual um médico disse que a biópsia indicava melanoma, um câncer dos mais metastásicos e letais. Assustado, Charles procurou o Dr. Charles Naspitz, que por sua vez indicou o Dr. Câmara Lopes, patologista do Hospital Sírio Libanês. Após angustiantes dez dias de espera para saber o resultado, o alívio: era um caso de "nevo de spitz", uma lesão de características clínicas similares ao melanoma, porém, benigna, que não acarretava nenhum problema para sua saúde.

No dia 20 de março de 1997, Michele, com 24 anos, estava com amigas em um restaurante quando, súbito, teve uma parada cardiorrespiratória. Fatal.

No enterro, Andrea fez Mariluce, que estava namorando com Charles, prometer que não iria abandoná-lo.

– Não vou abandonar nem ele e nem você – respondeu Mariluce.

– Eu não vou ser o problema. O problema vai ser o meu pai – disse Andrea, enigmática.

Ela contaria com total apoio tanto de Mariluce, como de Luzia e das amigas Sofia e Adriana. Charles conseguira se aproximar mais, chegando a levá-la para uma pequena viagem de fim de semana, só os dois, para que pudessem ficar juntos e se apoiarem mutuamente. No dia 11 de julho do mesmo ano, quase quatro meses depois da morte de Michele, Andrea, aos 22 anos, estava na fila do cinema no Shopping Iguatemi. Do nada, um mal súbito. Parada cardíaca. Os bombeiros a socorreram levando-a para o Einstein, mas quando o pai e Mariluce chegaram, Andrea não estava mais viva.

Um colega perguntou:

– O que posso fazer por você, Charles?

– Me injeta potássio na veia. Não quero mais viver... Não quero. O que eu vou fazer da vida?

Um amigo que ajudou a providenciar o enterro, conseguiu um túmulo contíguo ao de Michele. O número do túmulo: 16.

Mezuzá

Podemos definir a mezuzá como um símbolo judeu de proteção. Trata-se de um pequeno rolo de pergaminho representando a Torá, contendo duas passagens bíblicas escritas a mão, com tinta e pena apropriada, por um escriba devidamente habilitado para essa sagrada função. O rolo é colocado dentro de um estojo e afixado no lado direito da porta de entrada e de cada cômodo das residências – e estabelecimentos comerciais – para proteger seus moradores e evitar infortúnios. Pela tradição, a Mezuzá atrai a santidade de D'us que passa a guardar cada local.

Muitos a comparam a um capacete, que pode evitar, ou pelo menos amenizar os efeitos de possíveis acidentes.

Um Relato do Talmud sobre o Poder da Mezuzá

O Talmud (coleção de livros sagrados) nos conta que Ônkelos, filho de Kalônimos (eminente personagem do antigo Império Romano), ao converter-se ao judaísmo, despertou a ira de César, que enviou um grupo de soldados para induzi-lo a mudar de ideia. Mas ocorreu justamente o contrário: Ônkelos conseguiu persuadir os soldados a se converterem, como ele próprio havia feito. César, então, enviou outros soldados prevenindo-os para não conversarem com Ônkelos. Os soldados agarraram-no para levá-lo perante o seu líder, e ao deixar sua casa, Ônkelos pousou sua mão na mezuzá e sorriu.

Ao perguntarem-lhe por que fazia aquilo, respondeu: "Habitualmente, quando um rei de carne e osso está dentro de seu palácio, seus servos protegem-no, mas ficam do lado de fora. Já, o nosso Rei do Universo permite que seus servos se sentem do lado de dentro, enquanto Ele os protege". Também aqueles soldados foram convertidos.

...

Os quartos de Michele e Andrea tinham cada um a sua mezuzá. Conforme os princípios, se nenhum judeu for ocupar o aposento de alguém que morreu, a proteção é retirada. Um colega ortodoxo foi chamado para realizar a tarefa, que o deixou em pânico: ao abrir os dois estojos, constatou que estavam sem os pergaminhos.

– Cadê a Torá? Sumiu, desapareceu, evaporou. Era algo inexplicável porque desde o momento da instalação o invólucro fica totalmente fechado. Meu pai havia chamado um rabino para fazer a oração que abençoa a mezuzá. Procuramos esse rabino para saber se já acontecera algo assim antes, mas ele também não tinha explicação. As meninas eram jovens, não estavam muito conectadas com essa história, nunca mexeram nos estojos.

Essa questão ficaria para sempre entregue ao mistério.

– Como vou explicar esse fato? Um demônio veio e tirou? Tem coisas que acontecem nas nossas vidas, não sei se são esotéricas, mas desafiam a lógica. Como a perseguição que tenho na minha vida com o número 16, aliás, a Irmã Dulce tinha também uma relação inexplicável com o número 13, tudo de mais importante que acontecia em sua vida se dava num dia 13.

Irmã Dulce era devota de Santo Antônio, que é celebrado em 13 de junho. Foi batizada no dia 13 de junho de 1914 e começou a fazer caridade aos 13 anos. Em 13 de agosto de 1933, recebeu o hábito de freira. Morreu em 13 de março de 1992, sendo canonizada em 13 de outubro de 2019.

A "perseguição" do número 16 a Charles não acontece tão diretamente, mas em relação às pessoas próximas. Seu irmão morreu em dia 16, às 16h, no Km 116 de uma estrada. O amigo dele que estava no carro, ficou internado no quarto 16 do hospital antes de vir a falecer. A primeira esposa, Magali, nasceu em um dia 16, assim como a primeira filha, Michele. Andrea, a segunda filha, foi enterrada no túmulo 16.

Terapias e Religiosidade

Charles procurou ajuda, seguindo conselhos de amigos, à medida que as tragédias foram acontecendo, mas nem todas se revelaram profícuas.

– Me indicaram uma terapia de grupo, mas as histórias que as pessoas contavam eram de momentos muito distintos do que eu estava vivendo, não deu para encontrar uma conexão. Depois fui consultar um psiquiatra, contei a minha história e ele ficou olhando para mim por instantes até me soltar: "Olha, você vai me desculpar, mas não tenho nenhuma experiência com uma realidade como essa". Assim acabou minha terapia.

Charles sabia que seria difícil para qualquer profissional conseguir estabelecer uma comunicação positiva consigo, devido à compreensível situação de abalo e fragilidade emocional, resultado da intensidade das dores emocionais a que fora submetido.

Gabi, uma amiga, conseguiu marcar um encontro na Congregação Israelita Paulista com o rabino Henry Sobel. Suas palavras iniciais, no entanto, dizendo que Charles tinha vivido "com dois anjos", acionaria o lado mais irascível de seu comportamento, em vez de entregar o conforto que fora buscar.

– Fui lá para saber no que o Judaísmo, uma religião milenar, poderia me ajudar naquele momento. Mas acho que a conversa deveria ser focada na realidade do luto, não dava para sublimar automaticamente a dor tão profunda que eu sentia apenas com alegorias, que para aquele meu momento, pareciam completamente despropositadas.

Charles não considera que tenha uma ligação realmente espiritual com a religião.

– Acho que a minha ligação é mais cultural, porque depois de tudo o que me aconteceu, religião passou a ser algo similar a ficção científica para mim.

Uma das poucas manifestações religiosas que realmente o confortaram, o ajudaram a ficar com os pés no chão, foi o Espiritismo.

Dulce Helena, esposa de Renato Rosseti, o levou numa sessão espírita, realizada no salão de um hotel, numa travessa da Avenida Brigadeiro Faria Lima. Apesar da desconfiança inicial, Charles começou a ser positivamente surpreendido e foi abandonando o ceticismo ao longo da reunião. O coordenador da mesa, já em trabalho mediúnico, saudou a presença de um novo membro que estava participando pela primeira vez. Como não havia sido apresentado nem conversado com ninguém, Tilbery se espantou, ao olhar para os lados e perceber que a fala se dirigia a ele próprio. O médium, a seguir, descreveu cenas de como estavam Magali, Michele e Andréa no plano espiritual superior.

– Foi uma experiência impressionante. Fiquei atônito. O que eu ouvi naquela sessão fez muito sentido. Sai de lá acreditando que era possível sim, existir uma outra dimensão, que as religiões tradicionais negam, ou pelo menos, não citam.

Charles chegou a fazer algumas outras sessões, mas sua agenda de compromissos impossibilitou a continuidade de sua frequência.

– Acabei deixando de lado e não deveria, porque eles são incríveis. Mas na época o local era longe, eu tinha muito trabalho, era atendimento aqui, consultas ali, reunião aqui, reunião acolá. No fim, hoje entendo que seguramente passamos o dia fazendo 500 coisas inúteis que nos impedem de fazer aquilo que realmente nos é útil.

Hana

Pouco tempo depois de Henry falecer, lapsos de consciência começaram a tomar conta de Hana. No início eram fugazes, pouco duradouros, mas gradualmente a situação foi se agravando, principalmente após as mortes de Michele e Andrea.

– Nesse ponto, o meu pai foi beneficiado por Deus, por não ter visto a morte das netas.

Charles e Hana moravam no mesmo prédio, ele no 11º e ela no 2º andar. Ele a deixava com uma acompanhante e seguia para o trabalho, levando na maleta uma preocupação que só fazia progredir. Ligava várias vezes ao dia, mas sentia sua própria mãe o estranhando cada vez mais. Não havia conhecimento de casos anteriores do doença de Alzheimer na família, mas conforme o quadro foi se deteriorando e suas restrições físicas e mentais aumentando, tornou-se inviável mantê-la em casa.

A solução foi encaminhar Hana para o Lar Golda Meir, atual Residencial Israelita Albert Einstein (RIAE), entidade que conta com uma privilegiada infraestrutura profissional para idosos terem moradia assistida com o máximo de qualidade de vida. No Lar, Hana era acompanhada por médicos, psicólogos, enfermeiros e nutricionistas, participava de atividades dirigidas, tomava banho de sol todos os dias, tinha reuniões com os outros idosos, enfim, estava amparada por toda uma gama de cuidados que dignificava esse momento tão delicado de sua vida. Charles ficou impactado ao saber pelos administradores, que entre 30% e 40% dos idosos que residiam no Lar não recebiam visitas de seus filhos nunca, nem em datas comemorativas como Dia das Mães ou dos pais.

— Eu ia lá uma vez por semana, conversava aproximadamente por uns 20 minutos e ela sempre perguntava das netas, como se estivessem vivas. Sempre. Eu respondia que elas estavam bem. Era muito difícil. Quando ia embora, entrava no carro e chorava todas as vezes. Chegava com os olhos vermelhos no consultório, a secretária perguntava se eu tinha ido visitar minha mãe, eu assentia com a cabeça. Na semana seguinte era a mesma coisa. Foi assim por alguns anos, até Hana Tilbery falecer, em 2001.

7

CATEM

Até meados dos anos 90 os pacientes diagnosticados com esclerose múltipla (EM) eram atendidos no bojo do atendimento global da Santa Casa. Vários fatores foram assinalando a necessidade de mudança nessa dinâmica. Todo trabalho acadêmico e prático no hospital e no consultório levara Charles a uma real graduação no desenvolvimento do diagnóstico e do tratamento. Os casos, anteriormente raros, tornavam-se cada vez mais frequentes. A demanda crescia e o alto custo da medicação era um obstáculo intransponível para muitos. Além disso, o trabalho da ABEM vinha alcançando resultados bem positivos, reforçando a inspiração e vontade de oferecer mais para os pacientes e também para os médicos neurologistas, ainda sem um cabedal de conhecimento estruturado e lastreado na experiência clínica específica da doença.

Charles então idealizou e arquitetou uma parceria entre a Santa Casa de Misericórdia de São Paulo, que cederia as instalações físicas e o atendimento médico de seu corpo clínico, a Secretaria da Saúde do Estado de São Paulo e o Laboratório Serono que assegurariam o fornecimento gratuito de medicamentos e a realização dos exames necessários.

O sonho, por meio de muito trabalho, virou em realidade em abril de 1997, menos de duas semanas depois da morte da primeira filha, Michele. Não havia como adiar o evento de inauguração, que contaria com a presença de diretores da Santa Casa, representantes de políticos que colaboraram para a abertura do Centro, como Dr. José da Silva Guedes, então secretário da saúde, Otávio Mercadante, presidente do Conselho Estadual de Saúde, assim como representantes do senador à época, José Serra. Médicos de outros Estados também haviam confirmado presença, assim como o ilustre Dr. Giancarlo Comi, um dos principais neurologistas do mundo, vindo de Milão. Ou seja, a força interna dos "Tilbery" teve que ser acionada mais uma vez, deixando a vida pessoal em segundo plano para dar sequência a uma obra coletiva de singular importância.

Estava assim aberto o CATEM (Centro de Atendimento e Tratamento da Esclerose Múltipla), que se tornaria uma referência em ensino, pesquisa e terapêutica no Brasil e na América Latina. Com atendimento totalmente gratuito, o portador da doença era cadastrado, e a partir dali passava por uma avaliação clínica que incluía exames laboratoriais e de ressonância magnética, oftalmológicos, psicológicos e neuropsicológicos para a devida ciência do estágio da doença.

– No começo, era eu e a Dra. Maria Fernanda Mendes atendendo oito pacientes. Depois, fomos agregando os demais profissionais e o atendimento chegou a mais de 300 pessoas. Tive a competência e a sorte de reunir uma equipe fantástica, que unia excelência na parte técnica do tratamento a um ambiente acolhedor, com calor humano – diz Charles.

...

Honrando a tradição de hospitais universitários ofertarem estágios, o corpo clínico do CATEM criou um curso, com aulas realizadas uma vez por semana, durante 3 anos, destinado a médicos de outras

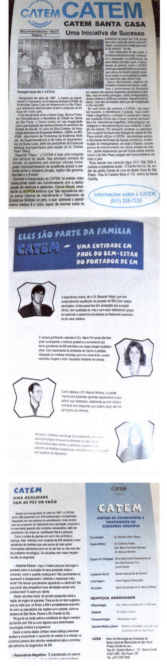

Boletim informativo.

cidades e estados. Esses profissionais tinham acesso ao conhecimento teórico e prático, sob a premissa de que voltassem aos seus locais de origem justamente para poder expandir o atendimento com qualidade aos pacientes de cada localidade.

...

O Centro também organizava workshops para profissionais da saúde com o objetivo de rever "a conduta a ser observada na abordagem do paciente" e "discutir de maneira informal e integrada as muitas nuances que devem ser estudadas ao se examinar um paciente com suspeita de EM". Eram realizadas palestras para pacientes, familiares e leigos.

– Muitas vezes, os pacientes, devido à pouca divulgação da doença, ficavam perdidos quanto aos efeitos da medicação e orientações básicas para o dia a dia.

Como não eram muito frequentes, foi criada a Sala de Espera para atender à necessidade de as pessoas envolvidas terem uma gama maior de informação e paralelamente fazer com que aproveitassem melhor o tempo que dispendiam quando iam à Santa Casa.

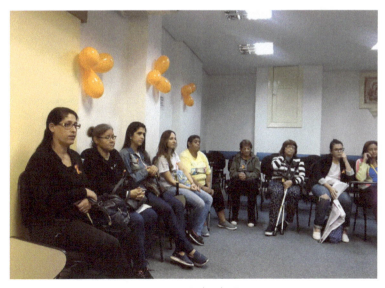

Pacientes na Sala de Espera.

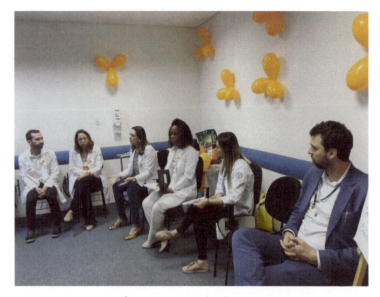
Profissionais na Sala de Espera.

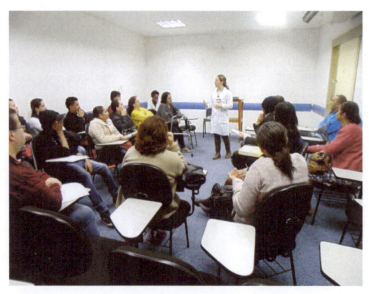
Palestra na Sala de Espera.

– Muita gente morava longe do Hospital, chegava muito cedo e ficava esperando horas até começarem os atendimentos. Ao mesmo tempo, havia uma procura enorme por informações, que nem sempre eram possíveis serem dadas de forma completa durante a consulta. Então, criamos a Sala de Espera, e no horário das 7h às 9h, enquanto os prontuários eram preparados, uma enfermeira, que muitas vezes era a Malu, conversava com todos e esclarecia muitas de suas dúvidas.

Caravanas

Por meio do trabalho de Sueli Bindel, que fazia um meio de campo entre o trabalho para um laboratório e a assistência social no CATEM, Charles e outros profissionais ligados ao Centro viajaram pelo país inteiro ministrando cursos e expandindo o conhecimento para uma camada cada vez mais ampla da população.

Estágios

Depois da abertura do Centro, Charles foi fazer dois estágios fora do país, com médicos que já conhecia de congressos internacionais dos quais havia participado. Passou uma semana no L'Hospital Universitari Vall d'Hebron, em Barcelona, com Dr. Xavier Montalban Gairín e outra com Giancarlo Comi no Vita-Salute San Raffaele University, do Instituto Científico San Raffaele de Milão.

– O prédio do "d'Hebron" é mais ou menos parecido com o prédio central da Santa Casa, não tem luxo, nada de mármore, mas a infraestrutura é completa, tem absolutamente tudo o que é necessário para um atendimento excelente. Fiquei de boca aberta! De manhã a enfermeira entra na sala do paciente, conversa, colhe os dados, faz a prescrição, tudo com muita gentileza. Almoçávamos no próprio hospital, com vinho e uma comida que era melhor do que muito restaurante chique em São Paulo ou mesmo em Barcelona. À tarde, Moltalban fazia uma reunião com pós-doutorandos do mundo todo, e cada um apresentava o resultado dos seus estudos. Na época, o Montalban só atendia em clínica particular uma vez por semana. Eu perguntava como conseguia se manter e ele me respondia que o que ganhava trabalhando naquele hospital público era o suficiente para ter casa própria, um automóvel, viajar e educar os filhos. Dizia: "Não preciso de mais do que isso e nem quero".

O expediente no hospital terminava às 17h. Meia hora antes entrava um biomédico:

– Professor Montalban, estão aqui os artigos publicados esta semana, já grifei os dados mais importantes.

Dali a pouco entrava outro:

– Estão aqui seus slides para a aula de amanhã em Amsterdã.

Aí vinha a secretária:

– Professor, amanhã *fulana de tal* vai se casar, posso comprar o presente?

– Pode.

Charles só suspirava: "Que estrutura!".

...

Em Milão, com Giancarlo Comi, em hospital igualmente público, a experiência foi similar. Pelo fato da EM ser bem prevalente na região, os serviços são totalmente especializados e o governo italiano oferece incentivos criativos e significativos. Anualmente, por exemplo, são realizadas enquetes com os pacientes e o chefe da equipe que obtêm a melhor pontuação ganha um prêmio em dinheiro que pode ser utilizado com liberdade para compra de equipamentos, treinamentos ou qualquer outra prioridade que houver naquele momento.

Charles cumpria a jornada comum, das 9h às 17h, testemunhando que mesmo com o volume grande de pacientes, inexistia fila de espera. Os médicos de toda a região, tendo suspeita do diagnóstico encaminhavam a pessoa para o Vita-Salute San Raffaele University.

– Foram momentos incríveis, aprendi muito. Agregou muito no meu trabalho a forma de abordagem ao paciente, tanto enquanto ele só tem a suspeita de EM, como depois no decurso da doença. É uma relação interpessoal, que não é dada muita importância no Brasil, principalmente entre os jovens.

...

Em outro desses estágios, Charles se deparou com o procedimento de suspensão da medicação no caso de pacientes que apresentassem estabilidade por três anos consecutivos. Voltando ao Brasil, reuniu a equipe, fizeram um levantamento e foram os primeiros a descrever o NEDA (Nenhuma Existência de Doença Ativa), que foi difundido e hoje é um conceito aceito pela comunidade médica.

– É preciso selecionar bem. Por exemplo, se o paciente é um executivo, você não pode tirar o remédio porque se ele tiver um surto no exercício da profissão vão mandá-lo embora. Agora se a pessoa tem uma dinâmica de vida mais tranquila, eu suspendo.

Charles coloca, assim, o dedo na ferida de uma outra questão: o preconceito que existe com os portadores de EM, em virtude da desinformação.

– Sempre digo aos pacientes não falarem para ninguém que têm EM, porque tem muita confusão, há uma imagem de que as pessoas com EM ficarão inválidas, o que não é a realidade. A imensa maioria dos pacientes conseguem ter uma vida absolutamente normal.

Uma de suas pacientes contou que ao informar o chefe de que estava em tratamento de esclerose, este a agradeceu e disse que estava pensando em uma promoção, mas que diante da "novidade" iria alterar a área de trabalho para qual ocorreria a transferência. No dia seguinte, pediu que ela pegasse alguns arquivos em cima de uma estante, tornando clara a sua dificuldade nos movimentos para subir na escada. Resultado: demissão por justa causa.

...

Nos estágios e em todos os congressos internacionais de que participou, Charles sempre ficara espantado com a primorosa organização e estrutura dos eventos, ainda mais se comparados com os similares realizados no Brasil. Vale ressaltar que Tilbery não possui um olhar estrangeiro em relação ao *modus operandi* brasileiro. Como todos nós, carrega suas ambivalências e contradições, sendo um contumaz crítico de aspectos culturais enraizados em nosso dia a dia – desde os casos mais simples como a falta de cumprimento de horários marcados até a corrupção política que inclusive afeta bastante a área da saúde –, apesar de ser um enaltecedor da flexibilidade e da capacidade afetiva que observa existir principalmente na população mais vulnerável.

– Veja, alguns pacientes devido à gratidão pelo tratamento bem desenvolvido, me convidavam para ser padrinho de seus filhos ou de casamento. Certa vez, no fim de um ano, dizendo que parecia que eu estava meio triste, me levaram um porco de presente! Aí fomos assá-lo na padaria – relembra enternecido.

Por outro lado, era impossível não se impressionar com a pontualidade dos congressos americanos e europeus em que as aulas e intervalos respeitavam inapelavelmente o que havia sido determinado. Tudo funcionava. A plateia chegava a ter milhares de congressistas, e o microfone nunca chiava. Infelizmente a discrepância para os eventos produzidos no Brasil era nítida: palestrantes atrasam, microfones apitam, o arquivo do PowerPoint não abre no computador etc.

Charles se recorda quando receberam a visita do Dr. Charles Poser, neurologista americano ícone em relação a EM, para ministrar algumas aulas em nosso país. Estudando a frequência maior de casos de EM na Escandinávia, Islândia, Ilhas Britânicas e nos países colonizados por seus habitantes e descendentes, ou seja, Estados Unidos, Canadá, Austrália e Nova Zelândia, Poser encontrou indícios "que sugerem que os vikings podem ter sido os precursores na disseminação da suscetibilidade genética à doença nessas áreas e em outras partes do mundo. O costume de capturar e manter ou vender mulheres e crianças, disseminado no início da Idade Média, bem como o crescente comércio de escravos em homens, foram fatores importantes nessa disseminação genética".

– Era um monstro de aula! Ele pesquisou monumentos em museus do mundo inteiro, encontrando pistas para a maior prevalência num lugar ou no outro.

Depois da aula, Regina Alvarenga – com quem coordenou o Projeto Atlântico Sul, primeiro estudo multicêntrico brasileiro sobre EM – e os organizadores marcaram um jantar, marcado para começar às 19:30h. Como estava no mesmo hotel que o americano, Charles o acompanhou na espera da van que ia levá-los ao local do encontro. Dá 20h, dá 20:30h, nada. Ele começa a ficar meio irrequieto.

– Calma que aqui no Brasil relógio é apenas enfeite – disse Tilbery.

Perto das 21h chegou o motorista. Já no local, o tempo passa, 21:30h, 22h. Nada de servirem o jantar.

– Só ficava pensando: "Daqui a pouco o Poser desmaia, o cara tem 80 anos, poxa!". O jantar foi servido às 23h. São fatos inerentes à nossa cultura. O bom é que mesmo com essas intercorrências ele não deixava de vir.

...

Apesar de toda seriedade e riqueza da troca de conhecimentos que os eventos e seus jantares proporcionavam, vez ou outra havia espaço para cenas inusitadas, como a que Charles protagonizou numa ocasião em que jantava com professores de EM na Alemanha. Ao morder o pão um tanto mais resistente em sua solidez do que o que estava acostumado, ouve um: Plim! Era o som do seu dente caindo no prato. Só pensava: "Putz, onde meto minha cara?". Apesar de ninguém ter reparado, não comeu mais nada a noite inteira.

Protocolos Clínicos e Diretrizes Terapêuticas (PCDT)

No começo do tratamento para a EM não havia medicação no Brasil. O que se fazia era a pulsoterapia – corticoides, por suas ações anti-inflamatórias, via oral ou na veia, ministrados em dias alternados. Às vezes as dosagens precisavam ser altas, o que era terrível para os pacientes pelos efeitos colaterais que produzia, como cansaço, hipertensão arterial, agitação, insônia, hiperglicemia e úlceras, entre outros. Para mudar essa realidade, Charles coordenou um grupo para normatizar a prescrição e dispensação de medicamentos, contando com o apoio e trabalho essencial de Cleuza de Carvalho Miguel, que atuava entre outras atribuições como presidente do MOPEM (Movimento de Portadores de Esclerose Múltipla).

Juntos, eles adaptaram a Escala Expandida do Estado de Incapacidade (EDSS), que é uma série de parâmetros e diretrizes que avaliam e medem o estágio em que se encontram os déficits neurológicos de cada paciente. De acordo com a pontuação obtida é prescrita uma medicação específica.

– Nós fizemos a adaptação dessa escala para a língua portuguesa, adequando também algumas medições para o perfil do paciente brasileiro, porque havia diversos estudos, mas todos europeus e norte-americanos. A amplitude vai do zero ao 10. Se o paciente consegue levantar o braço a determinada altura a pontuação é 8, se o alcance for menor, diminui a nota progressivamente. Se tem incontinência urinária uma vez por semana a nota é X, se tem mais de uma vez por semana sua nota é Y. E assim por diante. Com zero ele não tem nenhum problema, com 10 está em óbito. Isso foi realizado dentro de um contexto técnico-científico. Recebemos convites para apresentar esse trabalho em vários congressos internacionais e ele se tornou difundido e utilizado em toda a América Latina.

Medicamentos

A partir desse protocolo é que entraram no país os dois primeiros medicamentos (Interferon Beta 1A e Interferon Beta 1B). O CATEM estabeleceu normas para que determinados centros – hospitais universitários que atendiam pelo SUS e que possuíam *expertise* no tratamento da doença – endossassem as receitas, autorizando os pacientes a buscar os remédios de altíssimo custo.

– Seguimos os modelos internacionais, não inventamos nada. A finalidade era evitar a prescrição errada e ter um estoque regulador. O José Serra foi um ministro da Saúde brilhante, para o Catem foi o melhor. Como não era médico, se cercou de profissionais experientes e criou a Secretaria de Assistência à Saúde. O Alberto Beltrame, um de seus assessores, me ligava uma vez por mês. A gente saía para tomar uns drinques, ele perguntava se eu tinha novas ideias e fazia uma lista do que estávamos precisando. Aí falava com o Serra que aprovava alguns dos itens propostos e a coisa andou maravilhosamente bem dentro do nosso contexto de dificuldades.

No exterior, as farmácias costumam estar localizadas próximas aos centros de referência. Aqui, o modelo ideal seria o paciente poder levar o medicamento da farmácia da própria Santa Casa, depois de obtida a prescrição no CATEM. Mas, por problemas constitucionais não há essa possibilidade, que facilitaria sobremaneira a vida das pessoas.

– O indivíduo tem que sair do hospital e ir lá não sei aonde pegar o remédio. Pega ônibus, metrô, gasta um dinheiro que muitas vezes não tem, chega lá e não tem o remédio descrito, porque a distribuição de drogas é errática. Acontecia de sair de lá e me ligar dizendo que pediu o medicamento Z e o atendente queria entregar o Y, que era "similar". Acontece que o Z e o Y eram completamente diferentes. Outras vezes não tinha nem o Z que fora pedido, nem nenhum outro. Na sexta-feira seguinte, no CATEM, o paciente me cobrava. "Como que o senhor me prescreve um remédio que está em falta?". Apesar de compreender indagações como essas ficava muito irritado, porque o sujeito não tinha noção de quanto trabalho era preciso nos bastidores para fazer tudo acontecer. Chegava em casa deprimido. Cada mínima conquista sempre foi como uma batalha de guerra para conseguirmos – lamenta. – Isso fora a corrupção. Se aplicassem uma parte de tanta verba que é desviada na área da saúde, melhoraria a vida de muita gente.

Em alguns países desenvolvidos, há um centro de referência como o CATEM que avaliza a prescrição médica e já disponibiliza o remédio. O Estado entra com um valor, o convênio com outro e o próprio paciente, dependendo da sua renda contribui com sua fatia. E tudo funciona, existe um controle estratégico do estoque que impede que haja falta de medicamentos.

– Aqui a falta de remédios é universalizada. Um remédio desses custa, por exemplo, dez mil reais por mês – e existem valores bem mais altos. É muito caro, até para quem tem dinheiro. Mesmo pacientes que atendia no Einstein eventualmente tinham dificuldades. Era necessário acionar o convênio, e quando não aprovado, entrar com ação por meio de advogados. Imagina a condição emocional do cidadão!

Centro de Infusão

Charles e equipe criaram um centro de infusão na Santa Casa, para que pacientes em processo de "agudização" da doença pudessem ser atendidos e medicados sem a necessidade de internação.

– Em hospitais públicos, a questão de leitos para os doentes é sempre uma questão delicada. Criando esse centro, pudemos realizar todo o procedimento necessário ao portador de EM sem o risco de tirar a vaga de alguém que poderia ter uma premência maior naquele momento.

Produção Acadêmica

Em meio a todas essas atividades, lutas e conquistas, Charles foi produzindo uma respeitável produção acadêmica. Nas "horas vagas" e fins de semana, orientou diversas teses de mestrado e doutorado. Afinal, era um dos principais gabaritados a fazê-lo, dentro da esfera do estudo sobre EM. Enfermeiros, assistentes sociais e profissionais de outras áreas da saúde o procuravam e ele gostava, tinha a impressão de estar expandindo um legado. Dessa forma, acumulou orientações, supervisões, teses, dissertações, organização de eventos e congressos, participações em bancas de comissões julgadoras, em bancas de trabalhos de conclusão, produção de cursos e palestras e artigos completos publicados em periódicos.

Sucessão

Ao longo de mais de 20 anos, sempre com o comando de Tilbery, a equipe foi se transformando, com a saída de antigos colaboradores e a entrada de novos profissionais.

– Considero que tive uma mistura de competência e sorte para agregar pessoas simplesmente fantásticas. As equipes do CATEM nunca deveram nada a nenhum centro similar no mundo, nem em valor humano, nem em competência técnica. Nunca se abalaram com dificuldades de nenhuma espécie, pelo contrário, se fortaleciam nesses momentos. Houve épocas de crise com atraso de salário, por exemplo, e aí faziam vaquinha entre eles para se ajudar mutuamente.

Em 2017, Charles, sentindo-se desgastado, concluiu que chegara o momento "dos jovens substituírem os velhos". No doutor Guilherme Sciascia do Olival, que havia sido seu residente anos atrás, observou se destacarem qualidades como respeito, inteligência, capacidade, afabilidade e "ser um bom estrategista".

– Virei para ele e falei: "está na hora de passar o bastão para você. Esteja livre para colocar suas ideias, seus planos". O que ele fez? Melhorou muito a coordenação do CATEM.

8

Mariluce e uma Nova Família

Nas entrevistas com Charles para levantar o conteúdo deste livro, o autor testemunhou momentos impagáveis de humor protagonizados por ele e Mariluce, que sintetizam – desafios de relacionamentos à parte – o bom humor presente ao seu cotidiano.

– *Bom dia, querida!* – cumprimenta Charles.

– *Ah, na frente dos outros é querida?* – responde Mariluce.

– *Lógico, eu tenho que fingir. Você também pode dar um depoimento para o livro.*

– *Pensa bem, porque eu vou falar a verdade.*

– *Ah, então não, aqui é tudo ficção!*

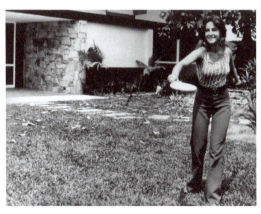

Mariluce Facci.

Mariluce Facci nasceu no dia 10 de maio de 1949, em Catanduva, interior de São Paulo. Formou-se em Pedagogia em 1970 e se tornaria bacharel em Direito em 2006. Estudou e trabalhou um bom tempo com decoração de interiores e fez parte da equipe de publicidade da Editora Abril. Fez história em 1968, depois de ser eleita Miss Catanduva, sendo coroada com o título de Miss São Paulo, chegando ao Top 5 no concurso de Miss Brasil, vencido naquele ano pela baiana Martha Vasconcellos.

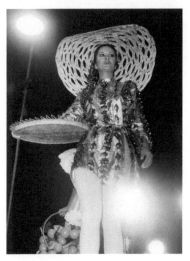

Miss Catanduva.

Sua amiga Dulce Helena passara uma fase encantada pelo Oriente, fazendo várias viagens para a Índia. Em uma de suas voltas ao Brasil, em 1993, ligou para Mariluce, contando que estava aborrecida com a situação de outra amiga, que adoecera com certa gravidade. Assim sendo, a chamou para fazer uma oração em sua casa.

– Eu sei que você é boa de reza – disse Dulce.

– Ah, sou mesmo! – respondeu, Mariluce, de pronto indo ao seu encontro.

A destinatária da oração era Magali Tilbery, então internada para fazer o transplante de coração. Reza feita e refeita na tarde seguinte. Alguns dias depois, no entanto, Dulce pediria outra prece, dessa vez para que Magali pudesse descansar em paz. Mariluce nunca tinha sido chamada por outra pessoa por ser "boa de reza", mas "a Dulce, assim como eu, não batia muito bem".

As duas frequentavam a casa de uma amiga, Marilda, na Rua Oscar Freire, onde um sensitivo iria atender algumas pessoas. Certo dia, Dulce a avisou que não poderia estar presente conforme marcado, mas que sua filha Helô e a amiga dela, Michele Tilbery, iriam desta vez.

– Era "um cara fera", olhava para você e parece que penetrava sua alma. Ele conversou com cada uma de nós, e depois reservadamente, disse à Marilda, minha amiga de infância, que não conseguira vislumbrar o futuro da Michele. Ninguém entendeu nada.

Michele adorou Mariluce logo de cara.

– Nossa "tia", você tem o jeito da minha mãe! – disse.

Chegando em casa, contou para o pai sobre a nova amiga.

– Pai, conheci uma mulher hoje que tem um jeito muito parecido com o da mamãe, você precisa conhecer.

– Ah, tá! – e ficou por isso mesmo.

...

Mariluce tinha o seu próprio Guru, que pouco antes tinha previsto que ela encontraria um futuro companheiro, até o dia 1º de setembro de 1995, que seria "um cara mais antigo que seu pai, meio rabugento".

– Ah, Walter, não tem uma coisa melhor não? – retrucou.

– Não (risos), é com ele que você vai ficar.

Nos idos de 1995, Mariluce havia se divorciado e estava trabalhando como secretária de um cirurgião plástico. Dulce já dissera algumas vezes que queria lhe apresentar um amigo viúvo, porque achava que iriam gostar de conversar, até que chegou uma noite de comemoração em seu apartamento, na Rua Groenlândia. Quando deu oito horas da noite, Dulce ligou para Charles.

– Você tem que vir, hoje é o meu aniversário.

– Dulce, já estou praticamente de pijama.

– Põe uma calça qualquer e vem comer um pedaço de bolo.

Michele e Andrea, que já estavam no apartamento, ficavam perguntando:

– Ele vem, ele vem?

Em seguida, Dulce telefona para Mariluce, que estava chegando do consultório.

– Meu amigo Charles está vindo, traz gelo e uísque que ele gosta muito, e vem pra cá.

– Mas só isso, Dulce, não quer mais alguma coisa, não?

Charles chegou, "quase como um mendigo", e as filhas bronquearam.

– Pai, olha essa roupa!

Em instantes, chega Mariluce, vestida de forma chique, extremamente elegante.

– Foi uma cena antológica – diz Charles. – Ela tinha um cabelão que estava preso num lápis, e a garrafa de uísque na mão.

Ela se sentou ao seu lado e passou a mão na cabeça do cachorro que tinha aparecido na janela da parede detrás de onde o sofá estava encostado. Charles havia colocado um braço no encosto da poltrona, ficando com a mão próxima ao seu pescoço. Para fingir que não tinha medo do animal, também faz um esboço de carinho, imediata e abruptamente recolhido.

– O cachorro mais parecia um cavalo. Quando coloquei a mão, ele abriu aquela bocarra... Podia ter comido meu braço!

Ambos ficaram impressionados um com o outro. Ele atestara o que Michele dissera tão enfaticamente, a respeito da semelhança com Magali, nas maneiras e natureza de ser. Após algumas conversas triviais, Mariluce se despede.

– Preciso ir, tenho que acordar bem cedo amanhã para organizar o consultório.

– Eu te levo – diz Charles.

– Está bem – e pensa consigo mesma: "Ih, tá querendo..."

Ao chegarem, Charles abre a porta do carro e após alguns instantes em silêncio, olhos nos olhos, diz:

– Não some, porque qualquer hora vou te ligar.

Mariluce então, beija-lhe a boca. Charles aquiesce e... Empalidece.

– Ele ficou totalmente branco, porque "faz que faz", mas é tímido – entrega.

Mariluce entra em casa. Vinte e dois minutos depois, toca o telefone.

– Era o Charles, com a voz toda empostada, perguntando o que eu ia fazer no dia seguinte.

O calendário marcava o dia 28 de agosto, três dias antes de vencer o prazo profetizado pelo guru de Mariluce para o encontro do seu companheiro.

– Amanhã não posso, essa semana está difícil, quinta-feira tenho o aniversário da minha sobrinha.

– Eu vou junto.

– Não senhor...

– Vou sim, vamos jantar e depois vamos para lá.

E lá foram. Apesar do leve constrangimento inicial pela novidade da companhia em meio ao *frisson* da comemoração familiar, a cordialidade e empatia se manifestaram. Começaram, então, a sair regularmente. Charles a levou em sua casa para apresentar oficialmente as filhas, que a essa altura torciam e falavam abertamente: "Mariluce, leva meu pai pra morar com você".

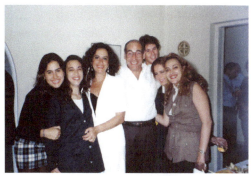

Roberta, Andrea, Mariluce, Charles, Roberto e Heloísa Rossetti e Michele.

Ela acredita que a incrível simpatia que as meninas tiveram consigo motivara-se, além da semelhança com a Magali em alguns aspectos da personalidade, pelo fato de "ser muito aberta, bocuda, adorar falar besteiras e não levar desaforo pra casa".

– A Michele, por ser mais velha, tinha assumido um lugar de mãe da irmã, dava conselho, bronca, tudo. Andrea era introvertida, tranquila ao ponto de sair do banho com o cabelo pingando e não dar nem uma mexida na toalha para secá-lo. Ao contrário da Michele, que era "comandos em ação", igual a mãe do Charles.

As amigas comuns das duas continuaram visitando Andrea depois da morte da Michele. Quando Charles chegava do hospital, entrava em casa e a convidava para conversar um pouco, mas na maioria das vezes ela preferia ficar lendo e estudando. Mariluce ajudou a fazer um meio de campo entre pai e filha.

– Ele ficou com medo de acontecer alguma coisa de ruim com a filha mais nova e isso acentuou seu lado mandão. Uma vez, a Andrea queria viajar com os amigos para Ouro Preto e ele não deixou.

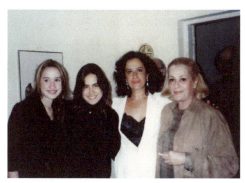

Rafaela, Roberta, Mariluce e Dulce.

– Foi um caos – admite Charles. – Considero que fui um pai apenas médio, não consegui conversar com elas como meu pai conversava comigo, por exemplo. E nessas histórias de viagem eu sempre lembrava da morte do meu irmão, então tinha medo.

Quando o novo casal viajou para a Itália, Mariluce perguntou para a enteada.

– O que podemos te trazer de lá?

– Um italiano bacana – respondeu Andrea.

– Ah, então vou trazer dois, um pra você e outro pra mim! – e riam juntas.

...

Na metade posterior dos anos 90, nos espaços entre tantas perdas e depois da abertura do CATEM, já adentrando os anos 2000, Charles continuou presente nos principais congressos de neurologia e esclerose múltipla mundo afora, sempre levando Mariluce consigo para passear um pouco fora da agenda oficial. Estiveram juntos algumas vezes em Barcelona e Roma, onde as principais atrações eram culturais e gastronômicas. No Vaticano, foram agraciados com um ensaio do coral da Basílica de São Pedro, onde a acústica "espalha o som do órgão para além da portentosa construção, chegando à alma".

– Chorei muito, como sempre – lembra Charles.

...

Em Berlim, na Alemanha, estavam no hotel quando começaram a ouvir um rumor de vozes e música em um volume cada vez mais alto. Sons de cornetas, pistões e outros instrumentos carnavalescos eram reconhecidos. O casal andou uma quadra para ver do que se tratava a algazarra: era a Parada Gay anual da cidade.

– Aí me desce de um carro um alemão todo turbinado, me pega no braço e diz: você é lindo! Só faltou me pedir em casamento. Se a Mariluce não me puxa... – diverte-se Charles.

...

Mas o *status* de "melhor viagem" para Tilbery foi a visita a Israel.

— Jerusalém é uma cidade absolutamente incrível, fora do esquadro. Praticamente não existe edifício, as casas e muros são todos brancos, tudo conservado, limpo, dá para lamber as ruas. Há um exemplo de cidadania no convívio entre judeus ortodoxos e outros mais liberais, como eu. Esses povos, assim como os europeus, que sobreviveram a guerras, que precisaram lutar para sobreviver têm uma outra consciência. É um lugar paradisíaco, quando cheguei parecia que estava caminhando em outro planeta. Você respira a aura imantada de espiritualidade. Visitamos a Via Crucis ou Via Sacra, o trajeto que Jesus percorreu carregando a cruz até chegar ao Calvário, depois fomos ao túmulo de Jesus. Você sente a verdade dessa história, compreende de uma forma diferente que não se trata de ficção.

Mais tarde, foram a um jantar num restaurante à beira do Rio Jordão em que vislumbraram o pôr do sol mais deslumbrante de suas vidas. A noite especial contaria ainda com uma apresentação musical em que não se sabe se por projeção, encantamento ou mesmo realidade, a cantora possuía uma semelhança física absurda com Michele, o que fez Charles momentaneamente entrar em parafuso. Aos poucos, recobrado, pode admirar a lua subindo na paisagem que se desenhava tão familiar e mítica ao mesmo instante.

— Eu chorava o dia inteiro em Jerusalém.

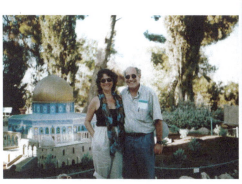

Mariluce e Charles em frente à maquete de Jerusalém.

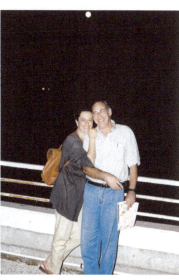

O casal e a lua em Jerusalém.

Visitaram o hospital na fronteira de Israel com a Jordânia, mantido pela comunidade judaica e que atendia gratuitamente os palestinos, algo "como se fosse o SUS deles", assistiram a uma missa gregoriana "só comparável em beleza ao ensaio do coral na Basílica do Vaticano", o Muro das Lamentações, e claro, a fortaleza de Massada, cidade romana construída em 30 a.C. que abrigava um dos palácios do Rei Herodes. O local é um planalto escarpado, com penhascos íngremes à sua volta, e é considerado como Patrimônio Mundial pela UNESCO.

...

Em meio ao mergulho emocional e cultural à sua ancestralidade, que a viagem proporcionava, houve uma brecha para uma situação anedótica e inusitada. O gerente do hotel em que estavam hospedados foi à presença de Charles, cheio de dedos, explicar que precisaria mudá-lo de quarto, devido ao fato de que um famoso rabino ortodoxo precisava de um aposento com aquelas características específicas para se alojar. Para compensá-lo, o gerente lhe transferiu para uma suíte presidencial.

— Nos mandaram para uma suíte que cabia Israel inteiro dentro. Convidei todos os colegas, fizemos uma festa! – deleita-se.

...

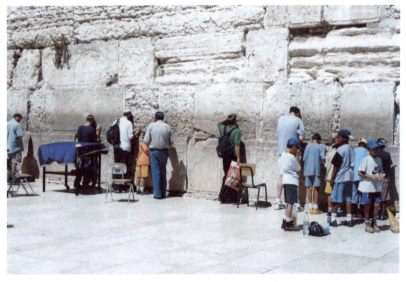

Charles no Muro das Lamentações.

Em 2009, Charles estava morando em um *flat*, onde Mariluce levava uma "marmitex" todas as noites. Numa delas, conversando sobre o ex-marido, comentou da vontade dele de vender a sua parte/metade da casa em que ela morava.

– Eu compro – disse Charles.

Ela exclamou um "louvado seja Deus", mas achou que seria apenas uma ajuda a ela, sem nenhum efeito mais radical... Mas a intenção de Tilbery era realmente se mudar e morar junto, como casal que haviam se tornado.

Mariluce tem dois filhos. Na época, João Paulo tinha 17 e Roberta, que estava fazendo intercâmbio na Austrália, 15 anos. Quando Charles pisou na nova casa, sua primeira atitude foi conversar com o rapaz.

– Olha João, eu quero morar com a sua mãe e quero que você saiba que é de uma forma séria, não sou um aventureiro, nem homem de brincadeiras.

Para Roberta, escreveu uma carta mais ou menos no mesmo tom, ou como diz Mariluce "contando lá um causo".

– O João o chama de Charlí. Meus filhos adoraram o Charles desde o começo. Ele sempre deu muita força, foi um suporte mesmo. Assumiu um papel não de pai, mas de mentor, que é uma habilidade que ele tem com todo mundo, ele fomenta o crescimento das pessoas. Principalmente nesse começo de uma "nova vida" para nós todos, ele soube ser adorável e carismático com eles.

Atualmente, os dois são casados e os netos são as principais maravilhas na vida de Charles.

– Eu ganhei uma outra família. Nunca tivemos conflitos, sempre nos demos muito bem. Por circunstâncias da vida, passei a viver uma vida familiar pela primeira vez, porque antes eu tinha momentos com a Magali, tinha momentos com as minhas filhas, mas eu vivia trabalhando, vivia fora de casa, não compartilhava o dia a dia com elas. E aqui com a Mariluce, o João e a Roberta vivi muitas coisas como se fosse a primeira vez. A gente já deu muita risada com a "louca" da mãe deles... Só ela é louca, eu não hein? – graceja.

Joana, a neta de 4 anos, filha da Roberta, sempre repete para Charles: "Tem que obedecer a vóvis". Já o neto Matias, 2 anos, priva de uma relação

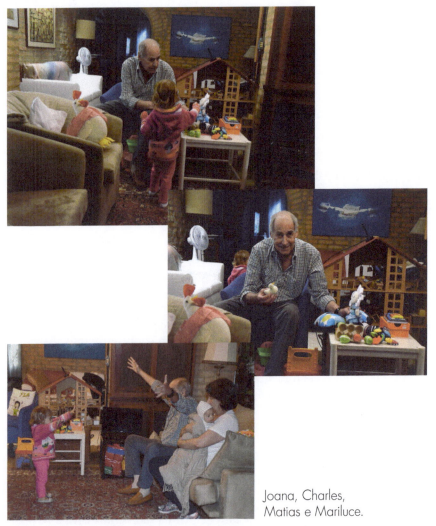

Joana, Charles,
Matias e Mariluce.

(Fotos: Lucimara Madureira e Luciana Christovam).

mais "homem a homem": já chega com o punho em riste descendo o soco e dando porrada, deixando o vô tonto de tanto apanhar.

– Só teve um dia que ele chegou e falou: "Vovô, hoje eu não vou te bater". Respondi, aliviado: ufa, ainda bem, você está ficando forte, se continuar me socando eu vou a nocaute!

Charles e Mariluce se casaram em 12 de maio de 2012.

– Seguramente devo a ela o fato de ainda estar vivo. Quando minha segunda filha morreu, quis de verdade injetar potássio na veia e ir embora. Minha vida tinha acabado. A Mariluce segurou uma barra! Mas foi firme, afetiva, sensacional. O trabalho foi uma tábua de salvação, mas foi ela quem proporcionou eu me sentir vivo novamente.

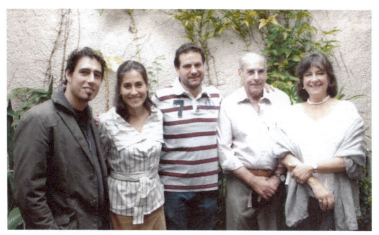

Dia 12/05/2012 – Casamento civil de Charles e Mariluce (Eduardo Gonçalves, Roberta, João, Charles e Mariluce).

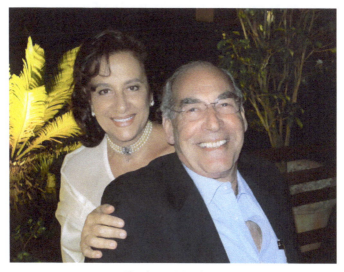

Charles e Mariluce.

Charles, por Outros Ângulos: Pacientes, Amigos e Equipe

Alessandra Valim

"Dr. Charles é e sempre será o médico dos médicos, tive o prazer de ser sua paciente. Ele me fez enxergar que a esclerose múltipla não é nenhum bicho de sete cabeças. Eu troquei o medo pela confiança. Minha gratidão a ele será eterna. Médico único, que ajudou muitos pacientes a ter uma vida melhor. Obrigada por dedicar seu tempo a tantas pessoas. Abraços sinceros de uma paciente que tem muito carinho e gratidão".

Rejane T. D. Wronowski

"É com muito orgulho e agradecimento que escrevo esse depoimento sobre meu médico, Dr. Charles Peter Tilbery. Sofri o primeiro surto em 2017 com formigamento nos pés e visão dupla. Liguei para meu médico particular e ele me indicou o Dr. Wanderley Siqueira. Marquei a minha consulta com o Dr. Wanderley e ele já suspeitou da esclerose múltipla. Mandou fazer uma ressonância magnética e comprovou o diagnóstico. Para dar o aval ao diagnóstico, fiz o exame do líquor, sendo constatada a esclerose.

Dr. Wanderley nos indicou para o tratamento com Dr. Charles. Fomos à consulta e ele com todo jeito nos disse que era para ter vida normal, trabalhar, passear, viajar etc. Ele me transmitiu tanta confiança com essas palavras! Então me receitou o Avonex* que tomo há dois anos. Estou muito bem, nunca mais tive surtos. Vou regularmente ao meu querido médico e ele sempre me atende muito bem e sua equipe é maravilhosa. Sou muito feliz por ter um médico tão dedicado e que é uma referência no tratamento da esclerose múltipla. Muito obrigada por tudo Dr. Charles Peter Tilbery. Dedico todo o meu respeito ao senhor por me proporcionar qualidade de vida".

Renato Rossetti

Desde quando conheceu Charles e Magali em Campos do Jordão, no fim dos anos 60, Renato e sua então esposa Dulce, tornaram-se seus melhores amigos.

– Nos conhecemos e conversávamos mais nos horários das refeições. No restante do tempo eu saía para caminhar, cavalgar, nadar na piscina do hotel, mas o Charles ficava sempre no quarto estudando. Eu, a Dulce e a Magali jogávamos carteado, mas a praia dele não era essa, seu negócio era estudar – afirma.

Os casais se afinaram e passaram a frequentar a casa um do outro em São Paulo. Renato fez amizade com Henry, o pai de Tilbery, a quem via como um autêntico *low profile.*

– Henry era um ótimo tributarista, e como o meu pai tinha uma vida absolutamente discreta, modesta. Tinha um carro super comum, não gostava de aparecer e era bem cuidadoso na aplicação de seus recursos. Fui assistir à sua apresentação de mestrado no Mackenzie, era um homem admirável. O Charles herdou essa característica mais recolhida, não era muito do social, de ir a festas, nem de ficar se gabando das coisas que fazia. Nós temos personalidades bem diferentes, eu tenho origem italiana, ele não é tão efusivo como eu, de gostar de abraçar, de beijar, gesticular, mas ficamos muito amigos e continuamos a amizade mesmo após eu me separar da Dulce.

Na época das trágicas mortes na família do amigo, Rosseti estava um pouco afastado.

– Eu tinha dificuldade pessoal de tratar com assuntos mais sérios e mais graves, então meio que usei o fato de estar viajando para não me aproximar daquela tristeza enorme. Talvez tenha sido um pouco covarde com meu amigo e fiquei retraído, com medo de enfrentar. Tive ajuda da psicanálise, mas o próprio Charles me inspirou a superar isso quando tive uma namorada que conheci na Rússia em 2004. Anos depois ela contraiu câncer e o meu normal seria que me afastasse. Mas lembrava da força descomunal que o Charles tivera e dessa vez pude ir além. Acompanhei todo o caso até ela morrer em 2010, ao meu lado.

Ester Lifschitz

Era o ano de 1971. Ester estava com o namorado, Morris, numa concessionária de veículos. De repente, numa daquelas cenas que se tornam inesquecíveis, o vê emocionado indo de encontro a um rapaz de idade semelhante, que resulta num abraço afetuoso e efusivo.

— Esse aqui é o Peter, meu amigo de infância. Não nos víamos há muitos anos! – apresenta Morris.

Muito menina, se assustou um pouco com o jeito dele.

— Peter era aquele homem que falava tudo o que vinha à boca. Levei um tempo para me acostumar – diz ela.

Peter, como alguns amigos gostam de chamar, já era casado com Magali e os dois casais começaram a sair juntos. Não era raro Ester e Morris presenciarem momentos de brigas repentinas do casal mais intempestivo, que às vezes mais pareciam duas crianças temperamentais.

— Uma vez brigaram no meio da rua e saíram bravos cada um para uma calçada – diverte-se.

Ester trabalhava na Escola da Mônica, de propriedade de Maurício de Souza, lecionando para crianças em fase de pré-alfabetização. Por coincidência ou trama do destino, foi a primeira professora de Michele, filha do Charles.

— Ela era inteligentíssima, vivia grudada em mim. Como morávamos perto, algumas vezes a levava para casa. Eu vivia na casa dessa família. Quando brigava com Morris, que havia se tornado meu marido, ia lá conversar com a Magali, reclamar dele, chorar e desabafar. Eles acompanharam a minha vida inteira e eu a deles.

Michele e Andrea estavam sempre em sua casa também. Ainda mais quando Magali precisou ser internada para a cirurgia.

— No tempo todo que a Magali ficou na UTI, eu e o Morris íamos duas vezes por dia ao hospital. Ele fazia questão de visitá-la. Depois que ela faleceu, as meninas ficavam ainda mais em minha casa. Eu gostava de oferecer esse cuidado e elas também se davam muito bem com meu filho Daniel.

Depois de um desentendimento – daqueles comuns às grandes amizades, mas que só a maturidade nos permite dar a devida dimensão, que quase sempre é ínfima –, se afastaram e ficaram um bom tempo sem contato.

– Nos encontramos anos depois, quando meu filho com 12 anos veio a falecer. Peter e Magali estavam participando de um Congresso e assim que a Michele os avisou por telefone, eles voltaram para São Paulo imediatamente para me fazer companhia.

...

Depois que Michele e Andrea faleceram, Peter nunca mais foi o mesmo.

– Ele ficou mais ainda voltado para dentro de si mesmo, cada vez mais distante. Só voltou a ter alegria quando engrenou sua relação com a Mariluce.

...

Ester lembra o tempo que ele mesmo, Peter, ficou internado e nem assim abandonou um fiel, embora não salutar, companheiro:

– Ou ele esperava a visita de um amigo para fazer o pedido ou implorava para alguém da própria enfermagem descê-lo de cadeira de rodas até a entrada do hospital para que pudesse fumar seu cigarro. Ele era uma pessoa diferente, ímpar, muito especial mesmo. Mesmo com tantas tragédias rondando, conseguiu ajudar inúmeros pacientes a melhorarem suas vidas.

Paulo Lucena de Menezes

Em 1988, no último ano da Faculdade de Direito, Paulo começou a estagiar no escritório de advocacia do Dr. Ives Gandra Martins, do qual fazia parte o Dr. Henry Tilbery, localizado no centro da cidade. No início, o contato entre eles limitava-se aos cumprimentos cordiais diários. Paulo começou a conhecê-lo por meio das histórias compartilhadas pelos colegas.

– Uma coisa que me chamou a atenção em relação a ele era sua absurda capacidade de superação. Nasceu tcheco, fugiu de uma guerra que dizimou sua família, passou pela Inglaterra (onde adaptou o sobrenome para a língua inglesa – Tilbery – e Charles nasceu), veio para o Brasil e não só aprendeu a nossa língua como se tornou o maior especialista em imposto de renda no país. Um assunto que é árido para um brasileiro entender minimamente, quanto mais se destacar. E fez esse movimento já com uma certa idade.

No ano seguinte o escritório mudou-se para o bairro dos Jardins, e mais bem distribuído em um único andar, propiciou maior proximidade entre os dois, que chegaram a fazer alguns trabalhos em conjunto.

– Ele era reservado, extremamente zeloso, recebia os clientes dele sozinho, não tinha assessores. Tinha um colega do escritório que falava que se eu quisesse que o Henry realmente lesse algum trabalho que eu tivesse elaborado, precisava fazê-lo assinar junto. Porque aí ele ia ler, reler, reler e reler. Se concordasse, estaria absolutamente seguro a respeito do conteúdo. E embora não presenciasse essa característica em muitas ocasiões, sabia que era dotado de um peculiar humor judaico. Lembro de uma ocasião em que apresentou um trabalho acadêmico para alguma banca na USP e recebeu uma nota de aprovação muito alta. Modesto, ele desconsiderava sua importância, dizendo que as fontes bibliográficas estavam todas em alemão e que por isso, os membros da banca não a compreendiam muito bem.

Quando Henry teve uma crise mais aguda de saúde, Paulo, acompanhado do Dr. Ives e os outros sócios do escritório foram a sua casa fazer uma visita. A filha mais velha de Charles, Michele, veio se juntar a eles e mais à frente diria a Menezes que naquele exato instante soube que teriam algum envolvimento, tendo inclusive comentado com sua avó.

– Ela era muito bonita, simpática, esfuziante. Chamava muito a atenção, mas nós não tínhamos contato e eu estava em outro relacionamento naquela época.

Um tempo depois, no entanto, o namoro acabou acontecendo. Quando Michele o apresentou ao pai como seu namorado em um churrasco no sítio da Cantareira, foi muito bem recebido.

– Além de bonita ela era inteligente e carismática. Em contrapartida tinha um temperamento um pouco difícil, com posições talvez excessivamente firmes sobre alguns assuntos. Nossa relação não tinha zona de conforto. Ela também tinha uma capacidade impressionante – envolvendo certa intuição que ultrapassava a questão da inteligência – de "ler" meus pensamentos, dando opiniões muito acertadas sobre circunstâncias ou decisões que eu precisava tomar mesmo sem ter elementos concretos para chegar naquelas conclusões. Ela mesma se surpreendia com isso.

O jeito mandão de Michele a aproximava das caraterísticas mais rígidas da avó, Hana. Tal semelhança só era conhecida por Paulo por meio da história mais divertida que lembra ter passado com o pai de Charles, logo que o conheceu.

— Preciso sair — disse Dr. Henry, súbito, no meio de uma reunião no escritório.

— Mas assim... Aconteceu algum problema?

— Minha mulher está esperando em casa.

— Mas por que esse pânico todo?

— Você não a conhece! — e saiu voando.

...

Paulo e Michele namoraram por cerca de 3 anos e se encontraram pela última vez na véspera de sua morte. No dia seguinte, ao chegar em casa do trabalho, ouviu o recado da namorada que posteriormente soaria como uma despedida, dizendo mais ou menos algo como "Eu fiz o possível... Não deu certo, estou saindo... A culpa não é minha...". O contexto da mensagem é que ia passar um programa na televisão aquele dia com uma matéria sobre a Fundação que o cineasta Steven Spielberg criara em memória aos judeus vítimas do holocausto. Paulo pediu a Michele que gravasse para ele, mas devido ao encontro que ela teria com algumas amigas em um restaurante, não seria possível. Estava dormindo quando recebeu a ligação de Mariluce, que imediatamente após o "alô", passou o telefone para Charles, que foi direto.

— Notícia ruim, a Michele morreu.

...

Poucos meses depois, fez uma viagem sozinho para espairecer, indo de Chicago a Nova York dirigindo, entre outros locais. De lá, nos últimos dias da viagem, ligou para o escritório da irmã da Michele para confirmar uma encomenda que ela havia solicitado. Passaram a ligação para várias pessoas até que uma perguntou o motivo da ligação e, ante a explicação, disse que ela não estava. Quando voltou, recebeu a notícia da morte de Andrea.

— Foi algo absolutamente surreal, uma sucessão de violências gigantescas, sem paralelos, que escapa da minha capacidade de compreensão.

Paulo não tinha uma relação muito próxima com Charles e pelo temperamento mais reservado dos dois, o normal é que houvesse um distanciamento.

– Mas na verdade aconteceu o inverso, eu me aproximei mais dele – diz Paulo. – Acho que tive a experiência de conhecê-lo sob três ângulos distintos. Primeiro, quando não o conhecia, mas tinha referências e informações por meio das pessoas do escritório cujo pai era sócio. Segundo, quando o conheci pessoalmente por estar namorando a Michele. E terceiro, quando nos aproximamos depois dele perder as filhas. São três pessoas que certamente não são as mesmas. Eu o definiria da seguinte forma: o Charles, mesmo depois de ter passado por tudo isso, é um ser humano que sinto vontade e me mobilizo para encontrar. É uma pessoa com a qual realmente me divirto. Sempre que saio de sua casa, de sua companhia, eu estou mais alegre, descontraído e melhor do que quando cheguei.

Luiz Henrique Hercowitz

"Charles Peter, vulgo 'Carlos Pedro', 'Peter', 'Inglês' e eu, Luiz Henrique, fomos colegas na segunda turma da Faculdade de Ciências Médicas da Santa Casa de São Paulo (FCMSCSP), com início em 1964, numa classe com 123 alunos. Nem sempre convivíamos nos mesmos grupos, porém sempre fomos bons amigos. A Santa Casa já havia sediado a Faculdade de Medicina da USP até a inauguração do Hospital das Clínicas, quando os estudantes migraram para este local. Com a mudança, a Santa Casa ficou desprovida de ambiente acadêmico até a fundação da FCMSCSP.

A primeira turma iniciou seu curso no decorrer do primeiro semestre. Assim, as duas primeiras turmas caminharam quase simultaneamente, com alguns meses de diferença entre elas, ocorrendo ocasionalmente que a segunda turma tinha certos cursos antes da primeira. Os médicos do Hospital, que vieram a ser nossos professores, estavam ávidos para nos receber e ensinar. Éramos convidados a participar de cirurgias desde o segundo ano, pois os cirurgiões necessitavam de auxílio para instrumentação e com isso, aprendíamos muito.

Foram 6 anos de convivência intensa e muito afetiva, visto que provavelmente passávamos mais tempo na Santa Casa do que com a família. Além das aulas formais havia os encontros para estudar e inúmeros plantões. Muitas vezes ficávamos 24 horas "mergulhados" dentro da Faculdade. Recordo-me, com reverência, de diversos professores que foram nossos modelos. Foram muitos, cito como exemplo, os professores Drs. Aidar, Dino de Almeida, Maffei, Borroul etc., cujas memórias cultuamos até hoje.

Lembro-me de alguns episódios divertidos, como a cantina que foi fundada com intuito de atender aos estudantes, "A Toca", que existe até hoje. Nessa ocasião foi tentada uma experiência, infelizmente malfadada, de vender sem funcionários. Cada um pegava seu lanche e deixava o valor correspondente: não deu certo. Lembro-me também, com muito carinho, dos "Metralhas", um grupo formado por muitos bons alunos que se divertiam correndo pelos seculares corredores fazendo "bagunça" como jogar água uns nos outros.

Estávamos, Peter e eu, no grupo que fez uma inesquecível viagem à Europa, onde cerca de 60 alunos e alguns professores convidados, visitamos 13 países, sendo até recepcionados pela Prefeitura de Paris.

Naquela ocasião, muitos de nós éramos pobretões, nossos pais não tinham dinheiro para custear a viagem. Durante todo o curso criamos eventos como aulas de enfermagem onde ensinávamos a fazer curativos e aplicar injeções, organizávamos bailinhos com entrada paga no Centro Acadêmico da Faculdade e também fazíamos diversas rifas para angariar fundos e atingir o valor que precisávamos.

Nossa relação se estreitou depois de formados, já casados e com filhos, quando estes estudaram juntos na Escola da Mônica e fizeram amizade entre si. O Charles é meu amigo do coração, um camarada muito sensível apesar de teimoso e "cabeçudo". Ele é um fumante inveterado. Meu irmão mais novo também era médico e viviam fumando juntos num terracinho do Hospital Albert Einstein. Perdi meu irmão jovem, com 50 anos de idade, e atribuo, entre outras coisas, ao tabagismo.

Fui o pediatra dos sobrinhos de Charles, filhos do irmão da Magali e tive a honra de fazer alguns atendimentos esporádicos às suas duas filhas. Tem uma coisa linda que a gente guarda até hoje. A Andreinha quando pequena e estudava na mesma classe do meu filho, deu uma "tropicada" e bateu com um dente em seu nariz. Essa cicatriz ele tem até hoje – relembra com carinho.

Aprendi com o Charles a ter resiliência e força. Quando estou aborrecido com algum problema, é nele que penso para me inspirar".

Cleuza de Carvalho Miguel

Quando soube que era portadora de esclerose múltipla, nem passou pela sua cabeça se lamentar. Seu impulso foi ir atrás de conhecimento para aprender tudo o que pudesse sobre a doença. Ajudou Ana Maria Levy a fundar a ABEM, dando assistência a outros pacientes e começou a frequentar reuniões na Secretaria de Estado da Saúde, onde junto a outros 20 representantes de associações de diversas doenças, fundou o FOPPESP – Fórum de Pessoas com Patologias do Estado de São Paulo. Também foi eleita conselheira do Conselho Nacional de Saúde (CNS), participando como delegada em conferências em várias Estados.

Desde 1996 é presidente do MOPEM (Movimento de Portadores de Esclerose Múltipla), organização participativa que visa desenvolver uma série de atividades para melhorar a qualidade de vida de portadores e familiares, além de verificar a correta liberação e distribuição de medicamentos aos pacientes pelas secretarias e pelo próprio Ministério da Saúde.

– A primeira vez que estive na presença do Dr. Charles foi quando assisti a uma palestra proferida por ele para pacientes da doença. Escrevi uma pergunta no papel, mandei para a mesa, mas não obtive resposta. Quando acabou, o esperei no primeiro degrau do tablado e o intimei: "Por que não respondeu a minha pergunta?".

A questão versava sobre possíveis prognósticos futuros de desenvolvimento do tratamento e se haveria a possibilidade de cura no horizonte. Tilbery lhe respondeu de forma a manter o pé no chão, explicando a complexidade da situação que englobaria aspectos ligados aos laboratórios, os medicamentos, a necessidade de aprimoramento científico, enfim, toda uma gama de situações que não permitiriam falar em cura, mas que com certeza havia condições de se manter uma vida ativa e digna, praticamente normal.

A associação dos dois em um trabalho conjunto, possibilitou o a criação e adaptação do primeiro protocolo clínico para a doença no Brasil, passo fundamental para que os medicamentos de custo altíssimo pudessem ser disponibilizados pelo SUS.

– O próprio Dr. Tilbery achava que por ser muito caro, não iríamos conseguir, mas um mês depois foram liberados os dois primeiros medicamentos. Foi um trabalho de formiguinha. Charles desenvolvendo a parte técnica e eu indo a Brasília batalhando junto a secretários, ministros e políticos em busca dos direitos de as pessoas conseguirem o acesso aos medicamentos. Naquela época não havia nenhum disponível, o que se fazia era aplicar corticoide na veia, às vezes em doses horríveis até três vezes por semana.

Mesmo após a liberação, por uma série de circunstâncias, eventualmente havia falta da medicação. Nesse intervalo, muitos pacientes desistiam ou migravam para outro. Cleuza buscava essas caixas que sobravam e supria a falta de outros pacientes que persistiam na espera.

– Começaram a dizer que eu estava vendendo os medicamentos. Como sempre estava em Brasília, fui falar com o ministro da saúde, quando foi decidido imprimir na caixa a cruz azul do SUS alertando quanto a proibição da venda.

A atuação do Dr. Otávio Mercadante e do Dr. José da Silva Guedes, secretário de Estado da Saúde merecem destaque nesse processo de liberação das duas primeiras medicações concedidas aos pacientes.

– Os remédios foram evoluindo aos poucos, no início eram injetáveis, as pessoas podiam se auto aplicar em casa, mas como tinha que misturar o sal com o líquido, muita gente com déficit na coordenação motora deixava cair ou não misturava direito, tendo reações que não as normais. As que não podiam ir até o hospital para a aplicação sofreram um pouco, até terem a oportunidade de usarem a caneta aplicadora e posteriormente os medicamentos orais, os primeiros comprimidos. Todas as conquistas por meio de um trabalho incessante do MOPEM. Aí não precisava mais furar tanto o paciente.

Cleuza passou a fazer parte da CONEP (Comissão Nacional de Ética em Pesquisa), que fiscaliza, acompanha e monitora as políticas públicas de saúde e da CONITEC (Comissão Nacional de Incorporação de Tecnologias no Sistema Único de Saúde) que assessora o Ministério da Saúde nas atribuições relativas à incorporação, exclusão ou alteração de tecnologias em saúde pelo SUS, bem como na constituição ou alteração de Protocolos Clínicos e Diretrizes Terapêuticas – PCDT.

Seu trabalho também frutificou na criação de inúmeras associações de pacientes por todo o Brasil, às quais seguiu auxiliando como uma espécie de polo de transmissão do conhecimento, adquirido em tantos anos de dedicação à causa da melhoria constante na qualidade de vida do portador de esclerose múltipla.

– O diagnóstico que recebi foi como uma mola. Num primeiro momento, eu caí no buraco, mas a mola me fez subir e aprender muito, com muita gente e principalmente com o Tilbery.

Norma Aparecida do Amaral

"Em meados de 1997 fui direcionada pela chefia do serviço social da Santa Casa de São Paulo para trabalhar no CATEM – que havia sido fundado há seis meses – como assistente social. O foco e a missão do serviço era proporcionar aos pacientes portadores de esclerose múltipla um acompanhamento multiprofissional (cuidado especializado com melhora da qualidade de vida), além do aprimoramento técnico científico da equipe de saúde. Nesse cenário o Dr. Charles era o centro da organização das atividades desenvolvidas e o suporte para a equipe, determinando parcerias e ações sociais e científicas.

Essa organização no processo de trabalho trouxe mudanças no cenário brasileiro do tratamento da esclerose múltipla. O Dr. Charles com sua disciplina, didática e muito trabalho conquistou importantes benefícios para os doentes, garantindo acesso a recursos importantes para o controle da doença (fortalecendo o princípio de equidade). Trabalhando ao seu lado entendi que para transformar conceitos precisamos investir em educação e pesquisa, e que a transformação social só ocorre por meio de muita disciplina e determinação. Não foi fácil trabalhar com ele – precisava de muita energia –, mas foi transformador e me proporcionou projeção profissional. O Doutor trazia uma história de vida com muitas perdas, às vezes suas palavras carregavam revolta, dor e frieza, porém ele tocava o barco e transformava positivamente a vidas das pessoas. Ao Dr. Charles, um profissional inesquecível, minha eterna gratidão."

Ivone Regina Fernandes

Ivone começou trabalhando em hospital como auxiliar de limpeza, foi promovida para a copa, fez um curso de auxiliar de enfermagem e se encantou pela área.

– Trabalhei em hospitais com enfermeiras da Cruz Vermelha, o uniforme delas brilhava de tão branquinho. Olhava aquilo, era o meu imaginário da profissão – diz, com os olhos ainda encantados.

Graduou-se em enfermagem em 1984, e com os estímulo e incentivo de Charles concluiu, nos anos 2000, mestrado e doutorado em Ciências da Saúde pela Faculdade de Ciências Médicas da Santa Casa de São Paulo.

– Além da competência profissional, ele também tem a competência e carisma como ser humano, como não vai ter outro – afirma.

Ivone entrou na Santa Casa em 1995. Na época atendia pacientes nos ambulatórios de câncer de mama e quimioterapia. Estava atendendo uma pessoa que acabara de receber o diagnóstico do câncer, quando a auxiliar de enfermagem bate na porta.

– Dr. Charles quer falar com você.

– Pede para ele aguardar que estou em atendimento – respondeu.

Dali a pouco, vem a secretária.

– Ivone, Dr. Charles quer falar com você.

– Pede para aguardar que estou atendendo.

A conversa, às vezes demorava, porque demandava muita sensibilidade no trato com alguém que estava vivendo um momento delicado. A paciente chorava, extravasava, Ivone servia um chá de erva doce, acolhia e fazia toda a orientação possível. Passados mais alguns instantes, "toc toc" na porta. Era o próprio Dr. Charles.

– Quero falar com você.

– Doutor, estou terminando um atendimento, daqui a pouco vou ao seu encontro.

Saiu bravo. Quando terminou, Ivone se apresentou.

– Pois não?

– Quero saber quem foi a energúmena que colocou esses pacientes em macas aqui no corredor.

– Não tenho nenhuma funcionária chamada energúmena – respondeu Ivone.

– Você está zombando da minha cara?

– Não senhor, vou ver o que aconteceu e já volto.

Ivone aferiu que um outro médico havia deslocado os pacientes, preocupado em lhes dar um mínimo de conforto, porque o local original para ficarem estava completamente lotado. E o levou ao encontro de Charles.

– Este aqui foi o energúmeno que mandou colocar as macas aqui dentro.

– Foi você? – perguntou Charles, um tanto desconcertado.

– Foi doutor, lá fora está cheio e muito quente.

Ivone perguntou se precisava de mais alguma coisa, e com a negativa, se retirou. Em uma outra situação, em que a bronca veio em forma de grito, Ivone demarcou seus limites.

– Vamos combinar uma coisa? O senhor pode falar comigo o que quiser, mas nem meu pai grita comigo. O senhor quer falar, vou escutar, seja lá o que for, mas se gritar, vou virar as costas e deixá-lo gritando sozinho.

Nunca mais houve gritos e a relação cordial começou a se estabelecer.

– Ele era muito difícil, grosseiro, vivia esbravejando, mas foi suavizando com o tempo. Hoje, é um ser humano muito melhor. E sempre, mesmo com a personalidade irascível, teve posturas corretas e éticas. Não importava se alguém estava vendo ou não, todos tínhamos que fazer o que era certo.

Quando chegava para trabalhar, Ivone o saudava com seu caloroso "bom dia" e como todos, recebia de volta o mantra carrancudo: "Bom dia por quê?". Ela respondia: "Porque o sol está brilhando, porque estamos com saúde, estamos trabalhando".

– Teve uma vez em que ele ficou internado em estado grave na UTI e quando voltou foi aquela alegria. Quando respondeu "bom dia por quê", eu disse: porque o senhor não está mais intubado!

– Ah, tá certo – ele respondia.

Charles chamava Ivone de "Poliana", a personagem da literatura que se transformou em arquétipo das pessoas que veem tudo "cor de rosa", ou simplesmente privilegiam ver o lado positivo da vida. Segundo Ivone, seu aspecto sisudo impedia as pessoas de o conhecerem melhor. Ela recorda o caso da mãe de um paciente de esclerose múltipla que estava tendo um mal-estar constante e queria a indicação de um médico para definir a causa do seu problema.

– Ah, vamos perguntar para o Dr. Charles – ofertou a enfermeira.

– Ah, não, o Dr. Charles não...

Ivone conversou com Tilbery, e após a explicação do que se tratava, pediu para ela entrar.

– Eu presenciei o deslumbramento da paciente. Era como se ela estivesse na presença do Richard Gere! – deleita-se. – Ele perguntou o que estava acontecendo, ela respondeu toda sem graça, e ele indicou três gastroenterologistas que conhecia. Quando saiu, ela perguntou, encantada: "Gente, esse é o Dr. Charles? Eu pensava que ele ia brigar comigo!".

...

Ivone era contratada para ser enfermeira do terceiro piso, que tinha de um lado o ambulatório da neurologia e do outro ambulatórios de obstetrícia e ginecologia. O diretor desse departamento que trabalhava também em outro hospital, percebendo seu potencial, a convidou para fazer o mestrado com ele em câncer de mama. Ivone comunicou a possibilidade a Charles.

– Você não vai fazer nada, não vai sair daqui da Santa Casa para fazer curso em lugar nenhum! Nós vamos abrir a pós-graduação em Ciências da Saúde e aí você faz.

– Mas Dr. Charles, quando vai abrir?

– Ainda não sei.

– Mas não posso esperar, já estou com a documentação pronta...

– Você não vai! – afirmou, enfático.

Ivone assentiu e dois anos depois foi a primeira inscrita do novo curso na Santa Casa.

...

Um dia, Charles a chamou e disse que ia criar um centro de referência em esclerose múltipla, convidando-a a participar. Ivone aceitou, mesmo sem conhecer – como quase todos da época – especificamente a doença.

– Ninguém sabia muito o que era, não existia tratamento nem investimento da indústria. Era uma doença neurológica e acabou.

Ivone foi promovida para gerente de enfermagem, assumindo a chefia da educação continuada, mas conseguiu liberação de sua diretora para que pudesse disponibilizar a manhã inteira de sexta-feira para servir ao CATEM, onde viria a se tornar a primeira enfermeira especializada em atendimento de esclerose múltipla no Brasil, responsável por treinar e formar outras profissionais de várias regiões do país, tanto por intermédio do Centro como posteriormente, por meio do laboratório em que trabalhou em paralelo ao serviço na Santa Casa.

– No CATEM, o Dr. Charles não foi um chefe, mas um líder que sabia dar autonomia para a gente trabalhar. Ele foi um parceiro no sentido de dar suporte para fazermos as coisas que precisavam ser feitas. Todos éramos muito parceiros entre nós da equipe. Quando o paciente saía do consultório do médico, a Malu, assistente social da época, já conferia folha por folha do processo para obtenção do medicamento, para evitar erros e consequentemente atrasos. Descobria o endereço mais próximo para ele dar entrada e já falava comigo para orientá-lo a respeito do cadastro que precisava ser feito no laboratório, que era praticamente um interrogatório. Era realmente uma orientação multidisciplinar, não era só entregar um monte de papéis e dizer "boa sorte", porque havia inúmeros detalhes, e se alguma coisa estivesse errada, o paciente teria que recomeçar o processo todo do zero, o que acarretaria muito mais trabalho e mais tempo até ter em mãos o medicamento que tanto precisava.

Quando aconteciam os congressos internacionais, Charles exigia que os laboratórios patrocinassem as passagens de dois ou três membros da equipe. Chegava a dizer: "Se não derem as passagens para a minha equipe, eu não vou". Sua intenção era realmente qualificar os profissionais e não havia oportunidade melhor do que fazer isso do que o contato com a excelência que os serviços eram prestados na Europa ou nos Estados Unidos.

– Nós tínhamos o compromisso de fazer um trabalho para apresentar nos congressos. Cada um fazia o estudo na sua área e se o trabalho fosse aprovado o CATEM pagava a inscrição e às vezes nós mesmos pagávamos a estadia e passagem dividindo em várias parcelas. Em nenhum momento do seu crescimento profissional, ele deixava a gente para trás. Pelo contrário, estava sempre fomentando oportunidades para nossa evolução. Hoje não existe mais isso devido ao *compliance* que diz que os laboratórios não podem levar ninguém que não seja o prescritor da medicação e aí é uma coisa que todos perdem, porque o médico prescreve, mas quem orienta o paciente? – indaga.

Ivone ressalta a postura de Charles em meio às polêmicas que esse assunto poderia suscitar.

– Ele era muito ético, com uma definição de igualdade muito clara, não permitindo que nenhum médico fosse tendencioso no sentido de receitar um determinado remédio. O critério era sempre a soberana necessidade do paciente. Nunca seria e nunca foi prescrito um medicamento em troca de nenhum favor comercial e ele deixava isso cristalino para os representantes dos laboratórios.

...

Ivone considera que o maior presente que ganhou na relação com Charles foi o respeito profissional.

– Eu escolhi ser enfermeira e muitas vezes essa profissão é invisível aos olhos dos médicos. Mas o Dr. Charles me enxergou, assim como enxergou as assistentes sociais, as fisioterapeutas, os psicólogos, todo que trabalharam com ele. O CATEM se tornou o que é por esse respeito e reconhecimento que ele concede, não só aos pacientes, mas a todas as categorias profissionais. Que outro médico se preocupa em gabaritar tanto sua equipe? Eu não conheço, em mais de 35 anos de atividades.

Como exemplo dessa relação de valorização, gosta de citar a primeira aula que ministrou para a equipe do CATEM em uma das reuniões que aconteciam regularmente à época, em que cada profissional apresentava sua rotina de trabalho para que todos soubessem o que cada um fazia. A sala estava repleta de residentes em neurologia. Ivone intitulou sua aula de como orientar a enfermagem para os atendimentos aos casos de esclerose múltipla de "Como eu faço". Ao final de sua apresentação, Dr. Charles puxou uma salva de palmas e disse: "Foi a melhor aula que já vi até hoje".

– Foi muito marcante, me estimulou demais. Sinto orgulho de ter feito parte da sua equipe e desse trabalho que fez a diferença na vida de muita gente – encerra Ivone.

Sueli Bindel

"A maternidade chegou para mim no ano de 1995 com o nascimento do meu filho Gabriel Luis e após seis meses retornei a busca de recolocação profissional. Em meados de 1996, participei de inúmeros processos seletivos e praticamente fui admitida em todos, mas sempre acontecia um imprevisto em que o processo era cancelado. Contudo, voltava à busca de outra oportunidade sempre pensando que algo melhor estava sendo arquitetado por Deus, só não sabia a importância da jornada que viria.

Finalmente, em dezembro do mesmo ano recebi o convite para ser contratada por uma Indústria Farmacêutica – antiga Serono Produtos Farmacêuticos – que necessitava de uma assistente social para atendimento a pacientes de esclerose múltipla. No entanto, não era um desafio qualquer. Iria atender três vezes por semana na Santa Casa de São Paulo em um Centro de Atendimento e Tratamento da Esclerose Múltipla – CATEM e no restante da semana iria me dedicaria as ações com associações de pacientes visando a melhoria do diagnóstico e acesso ao tratamento. Essa relação com as associações seria reconhecida futuramente como *Advocacy*.

A rotina de atendimento ao CATEM iniciou no Hospital Santa Isabel coordenada pelo Neurologista Dr. Charles Peter Tilbery, responsável por um projeto inovador e muito desafiador para atendimento dos pacientes. Ele era uma pessoa exigente e considerada bastante crítica. Não me lembro exatamente qual foi o nosso primeiro contato, mas tenho a lembrança que ele foi objetivo e direto, ou digamos com "uma personalidade inusitada".

Confesso que ao ter contato com o valor do tratamento disponibilizado na época que estava sendo subsidiado pela Secretaria de Saúde do Estado de São Paulo em uma ação pioneira, e sem ter muito claro o que amparava a equidade de todos os brasileiros como garante a Constituição, que diz que "a saúde é um direito do cidadão e um dever do Estado", senti um aperto no coração ao pensar em tantas crianças que estavam morrendo de desidratação ou por não ter o mínimo para sobreviver. Senti um dilema moral naquele momento, que se traduziu, em curto espaço de tempo, no entendimento e impacto da doença na vida de um paciente. E, pensava sempre o quanto a Constituição deveria amparar a todos nós no princípio da Universalidade.

E assim começamos o ano de 1997. A equipe era composta por neurologistas, enfermeiras, neuropsicólogas e eu como assistente social – também sendo uma espécie de faz-tudo, acumulando várias funções, inclusive a de secretária.

Com a mudança do CATEM para o pavilhão Conde de Lara, fui conhecer o novo lugar e me deparei com um prédio lindo e enorme abarrotado de pessoas que buscavam em sua última esperança um atendimento médico que pudesse ajudá-las em suas aflições. Fiquei deslumbrada com a arquitetura e os ipês da Santa Casa.

Ao subir cada degrau até o terceiro andar, me deparava com pessoas humildes e necessitadas, até mesmo moradores de ruas sentadas nos degraus.

Por ser uma instituição beneficente, a Santa Casa tem por princípio não negar atendimento a ninguém. Enfim, cheguei ao terceiro andar e passei pela porta que permite acesso ao Ambulatório de Neurologia. Era uma sexta-feira, dia de atendimento da Neuropediatria. Senti um choque ao ver tantas crianças com problemas e sequelas, aquelas mãezinhas que muitas vezes se dirigiam para o atendimento dos seus filhos somente com a passagem de ida e se não tivesse um suporte do Serviço Social da Instituição não teriam como retornar para casa. Enfim, fiz o reconhecimento de área e a mudança. Recordo-me que segurei o pranto até quase o meu coração explodir e consegui chegar a um banheiro onde expus um choro abafado – para não chamar a atenção.

Ocupava uma posição muito ímpar na equipe, pois não era funcionária da Santa Casa e sim de uma empresa privada. Não acredito que hoje isso seria possível decorrente de todas as regulamentações vigentes nas próprias instituições.

Fazer a leitura do Dr. Charles era algo difícil, mas pessoas com o seu perfil sempre me desafiaram e nunca mostrei medo ou intimidação. Acredito que ele testava as pessoas até onde elas se intimidariam com sua postura. Com o tempo entendi que ele respeitava as pessoas que o confrontavam ou que agregassem algo novo em sua visão.

O atendimento era realizado às segundas, quartas e sextas-feiras, no período das 8 às 12h. Recebi muitos pacientes e tive a oportunidade de conhecer a história de cada um. Testemunhei o alívio que sentiam com a confirmação do diagnóstico, que encerrava a angústia da indefinição dos seus casos, e suas descobertas e conquistas em relação à própria doença, que para eles era um universo completamente desconhecido. Como os contatos eram frequentes, pelo menos uma vez ao mês naturalmente criava-se um vínculo entre todos. E, inevitavelmente assisti alguns pacientes partirem.

Com a evolução do CATEM, o Dr. Charles e o próprio Centro tornaram-se referências nacionais EM. A demanda por atendimentos ocasionou uma lista de espera, pois a capacidade era limitada por mais esforço que a equipe fizesse.

O próprio modelo implementado na Santa Casa com quatro protagonistas (Hospital Público ou Beneficente + Secretaria da Saúde fornecendo o medicamento + Instituição Privada e Associações de Pacientes) provou ser um modelo importante no diagnóstico e na jornada do paciente. E, que em um futuro muito breve passaria a ser denominado por Tilbery para apresentar o trabalho implementado como *case* de sucesso em tom de brincadeira, como as Caravanas Serono.

Como o subsídio da iniciativa privada, os pacientes mais necessitados passaram a realizar a Ressonância Nuclear Magnética -RNM importante instrumento para auxiliar na conclusão do diagnóstico.

Seguíamos todos em uma rotina desenfreada de atendimento, mudando a história da EM no Brasil, mas ninguém imaginava que a tragédia de perdas familiares intensas iria pairar sobre o CATEM. A partida precoce e dolorosa das duas filhas jovens do Dr. Charles em curto espaço de tempo poderia ter colocado um fim a esse trabalho brilhante, visionário e cheio de dificuldades. Ressalto que a equipe do CATEM e em especial a companheira dele, Mariluce, foram extremamente importantes e acolhedores para que ele atravessasse o luto agudo, e que seria um companheiro constante em toda a sua vida. Naturalmente, após essas perdas seria natural se revoltar, querer rever, questionar ou fugir da vida, mas esse homem encontrou nos desafios do CATEM força para continuar a viver, tornando para ele um propósito. Lembro-me que após a morte da segunda filha ele ficou afastado por alguns dias, e no seu retorno eu estava nervosa, pois não sabia como agir. Naquela segunda-feira ele entrou no CATEM como sempre após passar na lanchonete da Santa Casa, a "Toca", com os outros neurologistas. Entendi muito claramente que ele estava tratando a todos e gostaria de ser tratado da forma como sempre havia feito.

Era uma dinâmica caótica: residentes de medicina, pacientes, neurologistas, a enfermeira, a neuropsicóloga, solicitações de ressonância e líquor, reuniões, orientações à equipe etc. Ele orientava todos com rigidez e às vezes até em tom sarcástico, que servia para, eventualmente, aliviar o ambiente. Mas sempre respeitando a todos e sendo respeitado pela sua sabedoria.

Começaram a surgir inúmeras solicitações de entrevistas, palestras e formação de centros de referências para EM a exemplo do CATEM. Dr. Charles passou a ser solicitado na mídia pelo trabalho inovador e isso foi muito positivo, pois chamou a atenção para a doença e a diferenciou da esclerose múltipla da Arteriosclerose. Os pacientes de EM frequentemente ouviam o seguinte comentário: "Nossa você é muito jovem para ter uma doença de pessoas idosas". Há mais de 20 anos era maciço o desconhecimento da doença e a dificuldade do diagnóstico, sendo sempre tratado como um diagnóstico de exclusão. Até brincava com o Dr. Charles que ele havia se transformado em galã global.

Paralelo a todo esse movimento, já estava sendo discutido pelo Ministério da Saúde um Protocolo Clínico de Doença e Tratamento para Esclerose Múltipla – PCDT com a inclusão de novas moléculas injetáveis, dosagens e frequência de administração registrados pela ANVISA, permitindo assim equidade para todos os pacientes que estivessem dentro do critério de inclusão do PCDT. Após a publicação deste PCDT até os dias atuais, o Protocolo já recebeu inúmeras atualizações devido aos novos tratamentos e avanço da medicina que favorecem o paciente de Esclerose Múltipla.

Com a visibilidade do Dr. Charles pelo CATEM, começamos a viajar incessantemente pelo Brasil para reforçar as parcerias entre os Centros de referência com os respectivos neurologistas e as associações de pacientes – que tiveram e continuam tendo um protagonismo muito grande na representatividade dos pacientes da doença, seja em políticas públicas que mudam o *status* de um grande número de pessoas, seja no atendimento individual daquele paciente que procura auxílio e suporte –, e a iniciativa privada, que oferecia subsídio os exames de imagens e proporcionando educação continuada para o corpo clinico do Centro. Cada local tinha a sua particularidade e necessidade distinta. Algumas já estavam mais amparadas com as iniciativas dos Centros, outras ainda estavam se formando como propostas. Na época, o meu papel era mapear as dificuldades previamente de cada local antes das Caravanas Serono, por conhecer profundamente o *modus operandi* do CATEM. O objetivo não era criar minis CATEMs e sim facilitar o entendimento dos processos bem-sucedidos e aqueles que careciam de ajustes com as experiências obtidas no dia a dia do Centro. As Caravanas Serono, como eram chamadas carinhosamente pelo Dr Charles, viajaram de Norte a Sul desse imenso Brasil, e com isso me proporcionou a oportunidade de conhecê-lo melhor.

Uma certa vez, tínhamos um evento em Santa Catarina, se não me falha a memória em Itajaí e devido ao mau tempo tivemos que descer no aeroporto de Florianópolis. A única solução foi ir de táxi e como a viagem era longa acabei adormecendo. Dr. Charles não me perdoou e tornou aquilo muito engraçado, dizendo que eu só pensava em dormir e comer. Em outras palavras essa história rendeu. Enfim, conseguimos chegar em tempo no evento e estava super disposta. Me preocupava muito com o bem-estar dele, se estava com fome, ou cansado, se estava bem. E ele brigava comigo por não o deixar em paz, chegou a me mandar embora do CATEM algumas vezes.

Dr. Charles possui uma personalidade muito peculiar, ele gosta de aparentar que é bravo, ranzinza, mas é só armadura, quem o conhece sabe da sua forma de expressar carinho, respeito e como se importa com as pessoas. Não conseguia agir diferente com ele, embora discordasse de mim bem ao seu modo. Mas todo o meu carinho, admiração e respeito eram muito maiores do que as discussões que existiam.

Um outro evento emblemático ocorreu no IAMSPE ou no Servidor Público Estadual de São Paulo. Tínhamos um evento previsto no sábado da semana corrente com mais de 100 pacientes confirmados, sem contar com os familiares e amigos. Na véspera, recebemos uma restrição com relação ao local do evento e teríamos que cancelá-lo. Mobilizamos uma força-tarefa para assegurar que não iríamos decepcionar os participantes, com muito esforço conseguimos outro espaço dentro do IAMSPE. No dia, fomos surpreendidos com uma grande presença dos participantes que chegaram por meio de carros, vans, e ônibus vindos de vários locais do Estado e que superaram nossas expectativas. Todos os presentes possuíam uma única disposição: a esperança de obter conhecimento e alento, e que se traduzisse em uma melhor qualidade de vida aos pacientes acometidos pela patologia. O evento foi conduzido pelo Dr. Charles e a Sra. Cleuza de Carvalho Miguel do Movimento dos Portadores de Esclerose Múltipla – MOPEM, representando a Associação de Pacientes. Partimos do IAMSPE com a sensação de dever cumprido e uma gratidão enorme. E, que todo esforço tinha valido a pena.

O Dr. Charles seguiu a sua vocação, de total entrega e muito desgaste, simplesmente porque acreditava no que estava fazendo. Nunca teve acesso a nenhum outro benefício que não fosse o padrão como patrocínios de congressos nacionais e internacionais, embora tivesse surgido alguns comentários desconfortáveis sobre o CATEM. O que ele realmente ganhou foi a satisfação pessoal de ter contribuído de forma única para um tratamento melhor e mais digno para tantos pacientes. O seu legado de transformação é imensurável de quantas vidas conseguiu tocar. Gosto muito de uma frase que me remete ao meu querido amigo que é: "Quem salva uma vida, salva um mundo inteiro".

Percebi que a história do passado hoje quase se perdeu, mas os resultados se perpetuam. Após dez anos, voltei a trabalhar de novo com a patologia, e graças as pessoas que acreditaram, desafiaram e se desgastaram no passado, o esforço havia se concretizado em um grande Centro de Referência, em que a jornada do paciente ficou menos árdua. O seu legado permanece vivo em todos nós que tivemos as vidas tocadas pela sua audácia e teimosia em acreditar que quando se tem determinação e vontade conseguimos deixar a nossa marca na humanidade".

Ana Paula Mansano

Ana Paula estava com a médica para qual trabalhava em frente à capela da Santa Casa, quando Charles passou próximo a elas.

– Bom dia – cumprimentou Ana.

– Bom dia por quê? – foi o resmungo feroz que teve como resposta.

Pouco tempo depois, sua amiga Norma, assistente social do CATEM lhe disse que o doutor estava procurando uma secretária. Como não estava contente na área de hematologia, marcou uma entrevista. Na conversa, Charles avisou que estava construindo um novo consultório e a chamaria quando estivesse pronto. Além da primeira impressão "assustadora" que tivera, Ana estava numa fase de incertezas, sem condições de assumir com tanta certeza esse compromisso. Num determinado momento, ele a chama novamente.

– Ana, meu consultório vai ser inaugurado, você está disponível?

– Não sei, doutor, tenho dúvidas.

– Dúvidas? Então você precisa de tratamento, não sabe o que é bom para si mesma.

Apesar da necessidade do trabalho, o efeito negativo do excesso de firmeza da proposta a fez recuar.

– Quer saber, acho que não quero.

– Então *tá* bom, mas olha, procura um psicólogo e vai fazer terapia! – respondeu contrariado.

Ana realmente não sabia se a mudança poderia ser positiva, mas não se sentia bem no setor que estava. Ficou remoendo a conversa, pensando no que Charles dissera. Decidida, enfim, procurou o seu chefe e pediu demissão. Em seguida, ligou para Tilbery:

– Estou indo trabalhar com você – a chacoalhada dera resultado.

Ana considera que esse foi o primeiro impacto positivo de sua decisão: a capacidade de escolher o que queria para sua vida.

Os primeiros meses não foram fáceis. Charles era metódico, sistemático, excessivamente organizado, não admitia atrasos e Ana não partilhava do mesmo foco, tinha outros interesses na vida e não era uma pessoa necessariamente regrada na questão dos horários.

– Para mim, enquanto jovem, era muito difícil aquela maluquice, eu achava tudo exagerado. Meu horário de entrada era 10 horas. Todo dia, às 10 horas em ponto, ele ligava para o consultório. Se eu não estivesse lá... E ele era muito acelerado, ágil, incisivo, enquanto eu era muito devagar (risos), gostava de fazer as coisas com calma. Dizia que eu era um fusquinha e eu retrucava que ele era uma jamanta na ladeira – relembra.

Ana pegou a transição do "papel para a informática". As aulas eram todas ilustradas em slides guardados em maletas de forma organizada. Ela transcreveu todo o material para o computador, transformando-o em apresentações *powerpoint.*

– Ele me levou uma lupa para facilitar o trabalho. Mais tarde aprendeu a trabalhar com o programa e ficou independente.

Charles estipulava regras bem definidas para os colaboradores e para os pacientes. Não tolerava atrasos sob nenhuma hipótese.

– Se o paciente chegasse 15 minutos atrasado não era atendido. Eu pedia, argumentava que tinha gente que morava muito longe, mas não tinha jeito. Aí eu precisava ter toda a delicadeza do mundo para remarcar com o paciente. Horário para ele era um símbolo de respeito. Como suas regras não tinham exceção, comecei a me regrar também, porque nem sempre cumpria meus horários.

Sua postura crítica sobre educação, família e a falta de consciência de uma parte do povo brasileiro igualmente a incomodavam. Ela pensava: "Como pode criticar, nem nasceu aqui, a família se construiu em nosso país". Esses questionamentos chegavam a virar debates e discussões acaloradas. Com o tempo, porém, Ana foi amadurecendo e compreendendo que os juízos afirmados por ele tinham fundamentação e sentido.

– Assim como achava sua organização excessiva, ele julgava que eu também passeava em demasia, dizendo que um dia meus pais poderiam faltar e o que seria de mim? Que eu não fazia nada, não guardava dinheiro, não ajudava nas despesas de casa, não sabia quanto custava um detergente... E eu era desse jeito mesmo. Ele me trazia reflexões que não faziam parte da minha vida naquele momento, mas que fui gradativamente percebendo que tinham razão de ser.

Uma das frases que Ana lembra dele dizer era: "Sem cultura moral não haverá nenhuma saída para os homens". Sempre repetia para ela pensar criticamente e que a questão de regras e organização, assim como a educação, precisavam se fazer presentes em sua vida.

– Comecei a ver que ele era muito parecido com meu pai, com essa relação de tentar me nortear para um futuro. Ele tinha um componente de família, sempre com a intenção de me despertar para não ficar acomodada.

Tilbery estendia suas críticas ou questionamentos ao conceito e a existência de Deus, chegando a perguntar; "Quem é Deus?", "Por que tudo isso na minha vida?" ou "O que fiz para merecer?".

– Isso também mexia comigo, provocando um confronto interno com suas ideias. Mas nesses momentos, sentia que não era hora de debates. Por tudo o que ele vivenciou o máximo que podia dar era a escuta.

Testemunhando a dedicação de Charles aos estudos, pesquisas e aos próprios pacientes, Ana Paula foi reconhecendo suas qualidades e se harmonizando com o chefe.

– Era enérgico, mas sempre justo nas mais variadas situações, o que me dava um conforto em trabalhar com ele.

Um dos momentos mais difíceis que Ana Paula acompanhou, aconteceu quando Mariluce foi diagnosticada com tumor no fígado.

– Charles esmurrava as paredes. Achava que ia perdê-la e ficar sozinho de novo.

Ana dizia que não acreditava no diagnóstico.

– Como não? Ela foi num médico super renomado.

Mas Ana não se dobrava, dizendo que ele precisava acreditar em outras coisas, que o diagnóstico poderia não se confirmar. E ousou fazer uma aposta, no intuito de alimentar sua esperança, por mínima que fosse. Se a doença não se confirmasse ele teria que entrar numa igreja para agradecer e lhe pagar um lanche.

– Eu era magra quando comecei a trabalhar com ele, e depois comecei a engordar. Ele vivia pegando no meu pé: "Tá ficando gorda hein, vai ter um AVC".

No final da história, a suspeita não se concretizou e Mariluce estava sã e salva. Charles pagou o lanche, mas ficou faltando entrar na igreja.

Ana Paula, que já era formada em enfermagem, decidiu fazer o mestrado em Ciências da Saúde. Escolheu Charles como seu orientador. Sua dissertação teve como tema "o papel do enfermeiro na adesão ao regime terapêutico no tratamento da esclerose múltipla".

– O que me chamou a atenção na sua orientação foi a liberdade que me deu para produzir. Existem professores que na orientação te castram, determinando a linha de pesquisa e a metodologia a ser seguida de uma forma muito rígida, o que acaba engessando o estudo. O Charles sempre me apoiou e deixou eu criar o meu trabalho.

Atualmente, Ana Paula trabalha como enfermeira e, às vezes, se lembra de Charles durante o atendimento a um paciente.

– Acho que ele não tem dimensão do significado que teve na minha vida. Eu me espelho muito nele, me pauto nas coisas que o vi fazendo, na sua forma de estudar, evoluir e mudar conceitos em prol de pessoas que vivem numa situação mais vulnerável. O que mais me marcou foi sua luta no sentido de levar benefícios para o portador de EM, porque antes nem acesso tinham a medicamentos que pudessem favorecer uma evolução mais positiva da doença. Isso é ser mestre no que faz, desenvolver o saber por meio do conhecimento científico e levá-lo para suprir a necessidade da população.

Maroly Carvalho

Maroly trabalhou quase 27 anos na Santa Casa, 12 dos quais compartilhados com Charles. Trabalhava no setor de laudos do departamento de Radiologia quando precisou ocupar o espaço físico da Neurologia, em razão de uma reforma em sua sala. Já conhecia a fama da sua personalidade difícil e ficara com receio, mas não havia o que fazer.

– Só pensava: "Meu Deus do céu, o que vai ser?". Porque eu também não era fácil – reconhece.

No primeiro dia teve um contato apenas superficial com o doutor, assim como no restante dos meses até sua sala ficar pronta.

– Não estava satisfeita na Radiologia porque tinha muito plantão de fim de semana. Um belo dia, ele entra e diz querer falar comigo. Já pensei: "O que foi que eu fiz?". Disse que perdera a secretária e me convida para substituí-la. Eu nem sabia o que responder, só dizia "não sei, você tem certeza? Por que eu?".

Charles pediu para ela resolver e avisá-lo. A doutora Berenice, chefe da Radiologia, sabendo do convite, ligou:

– Ô sua louca, você não disse que está insatisfeita? Por que não vai trabalhar com o doutor Charles?

– Doutora...

– Ele é boa gente – garantia.

– Não duvido, mas não sei se daria certo trabalharmos juntos.

Apesar de não ter tido um contato mais próximo nos meses em que ficara instalada na Neurologia, a figura dele a intimidava. No outro dia, Berenice ligou novamente.

– Tá bom, doutora, eu vou, não sei o que vai dar isso, mas eu vou – consentiu.

– Então ele vai te tirar daqui em dois tempos – disse, devido a influência que tinha.

Menos de uma semana depois, doutor Edson, diretor do RH, entrou em sua sala e conversou com a gestora Verônica. À tarde foi chamada na sala da chefe.

– Olha, não tenho o hábito de abrir mão de bom funcionário, mas em virtude de um pedido, não tenho como questionar. Quem pode mais, chora menos. Você está indo trabalhar com o Dr. Charles.

Sua reação foi de extrema preocupação: "O que vai ser da minha vida?". Amigas falavam que ela não conseguiria ficar um dia ao seu lado. Para aliviar a própria tensão, tentava pensar que, pelo menos, não precisaria fazer plantão aos sábados e domingos.

– Quando cheguei o ambiente físico da Neurologia era medonho, horrível. Tinha um computador super velho, eu me perguntava: "Como alguém consegue trabalhar com uma coisa dessa?". Tinha que jogar pela janela.

Aos poucos foi se inteirando com relação à rotina exigida, aprendendo e contribuindo com todo o contexto. Convocava reuniões, dava suporte aos eventos, cuidava da agenda, recebia pacientes e ao mesmo tempo tinha olhos para perceber detalhes que necessitavam de aprimoramentos. Reparou, por exemplo, que Charles recebia pessoas importantes de laboratórios e comprou uma cafeteira, de iniciativa própria, para poder servir café aos visitantes de uma maneira mais adequada. Aprendeu a trabalhar com a documentação necessária para obter os medicamentos de alto custo e os emitia para os pacientes terem direito de recebê-los na Secretaria da Saúde.

– O ambulatório era só na sexta-feira, mas a entrega de receitas era diária. Os pacientes chegavam para retirá-la às vezes de muletas ou andador. Sempre procurei me colocar no lugar das pessoas. Alguns chegavam com problemas pessoais, choravam, eu tentava conversar, consolar. Outras chegavam com fome porque haviam saído muito cedo de casa e não tinham dinheiro para comprar um lanche ou nem mesmo para voltar de condução para casa, e aí eu acionava a Malu, assistente social, e ela fazia uma vaquinha entre nós e a gente dava um jeito na situação.

O carinho que tinha com todos era recompensado materialmente nos finais de ano. Maroly ganhava muitos presentes dos pacientes, mais até do que Charles!

– Dava para montar uma loja com o que ganhava. Meu pai tinha que vir de carro me buscar para dar conta de levar tudo. Realmente não precisava de nada daquilo, fazia meu trabalho com respeito e dedicação porque gostava, mas era a forma que as pessoas encontravam para retribuir.

Com Charles, tinha dias que se atracavam.

– A gente brigava muitos (risos), e ele falava: "Gorda, você é muito malcriada!" E eu respondia: Sangue de Jesus tem poder!

Mas paulatinamente a relação foi melhorando.

– Ele me ouvia e mais ainda, dava credibilidade ao que eu falava e foi me dando autonomia para ir fazendo as coisas do meu jeito. Foram anos maravilhosos, formamos uma grande família com todos os médicos, residentes, assistentes, só tenho o que agradecer. Considero Dr. Charles uma figura humana singular, um líder ético, justo, disciplinado e por incrível que pareça, humilde. Com o tempo, compreendi que mesmo o seu lado mais "bravo" talvez seja só uma forma de defesa para criar uma distância e as pessoas não chegarem muito perto das suas dores. Durante esse tempo que trabalhamos juntos com toda a equipe, não tivemos muitas oportunidades de conversar de forma mais íntima uns com os outros, a gente expressava nosso carinho em atitudes, em companheirismo no dia a dia, mas aproveito esse momento para poder dizer com a minha alma que amo de paixão o ser humano e o profissional que o Dr. Charles era.

Gleice Aparecida Pereira

Em 2001, uma prima que trabalhava no Centro de Estudos do Departamento de Medicina avisou Gleice que os doutores Wilson Sanvito e Charles estavam precisando de uma secretária. Ela então se encaminhou para a Santa Casa levando seu currículo ainda com informações apenas dos seus estudos, visto que ainda não tivera nenhuma experiência profissional. Foi entrevistada primeiro por Sanvito. Logo depois, Tilbery a chamou em sua sala.

– Você tem intenção de ter filhos?

– Não.

– Você torce para que time de futebol?

– São Paulo.

– Está aprovada!

Até o doutor Wilson, que prima pela seriedade começou a rir. No dia seguinte, Gleice recebeu a ligação confirmando a contratação. Logo em seus primeiros dias aprendeu que precisava fazer tudo que Charles pedia o mais rapidamente possível, porque a cobrança nunca tardava, nem a "chamada de atenção", em caso de erro. Logo cedo, Gleice o cumprimentava.

– Bom dia, doutor.

– Cadê o papel que te pedi?

Isso quando a resposta não era o tradicional: "Bom dia por quê?". O instinto britânico da rigidez na questão dos horários marcados causava situações delicadas. Representantes que vinham de outras cidades não eram atendidos se não chegassem pontualmente no que havia sido combinado. Desconfortos como esses aliado ao medo e às eventuais broncas a levaram algumas vezes a chorar na copa do andar.

– Aos poucos, ele deixou de ser tão sério, distante e começou a brincar. Quando não te conhece, ele não brinca. Eu também fui percebendo que ele tinha sentimentos gradualmente.

Quando Gleice começou a trabalhar, Hana, a mãe de Charles, estava internada no Hospital Santa Isabel. Todos os dias, durante alguns meses, ele saía às 11 horas da manhã para visitá-la. Com o passar do tempo reparou que nas datas dos falecimentos das filhas ele não fazia expediente e que não gostava de comemorar o seu aniversário. Ao mesmo tempo que o via criticando com veemência um residente por dar uma "aula ruim, com slides poluídos, falando muito depressa", também testemunhava sua batalha para conseguir cinco bolsas de estudo no Hospital Israelita Albert Einstein para os residentes da Santa Casa poderem melhorar o seu currículo.

Em suas atribuições estava o atendimento e acolhimento aos pacientes que chegavam a ela com dúvidas de todos os tipos referentes à medicação, efeitos colaterais e todas as quase infinitas nuances do universo da EM. Quando o doutor não estava no consultório, Gleice ligava, explicava o que o paciente estava sentindo e era orientada sobre o procedimento a seguir.

– Às vezes, chegava uma paciente que engravidara e perguntava se devia suspender a medicação. Eu até já sabia, por casos anteriores que essa seria a orientação, mesmo assim ligava para ele para confirmar a conduta a ser seguida. Assim, fui adquirindo muita experiência.

Observando o desenvolvimento de sua capacidade, Charles começou a lhe atribuir tarefas que ela mesma não imaginava ter condições de desempenhar, além de semear aprendizados, convidando-a a participar de eventos e congressos médicos para ampliar a visão do universo em que estava inserida. Em algumas ocasiões, Gleice dizia que achava não ser capaz.

– Todo mundo tem seus sonhos e objetivos, então busque-os, não se restrinja a esse patamar. Você pode ir muito além – dizia Charles, que a motivava não somente com palavras, mas sobretudo, com exemplos, como os de suas lutas para conseguir aprovar projetos de melhoria que precisavam passar pelo diretor do departamento, depois pela diretoria clínica, em seguida pela diretoria técnica e só então chegava para assinatura do superintendente, o que levava meses ou até anos.

Tais lutas, "cada uma equivalente a uma Guerra Mundial" segundo Charles, resultaram em conquistas como o já citado Centro de Infusão e a Central de Receitas.

– O Centro de Infusão foi uma batalha de três anos para conseguir. Quando o projeto finalmente foi aprovado, esbarramos na falta de verba para implementá-lo. Então o Dr. Charles entrou em contato com as indústrias farmacêuticas e fez acontecer, uma doou a bomba de infusão, outra doou a poltrona, outra a geladeira. O Centro foi criado por meio de um mutirão!

Já a Central de Receitas partiu da percepção de Charles de que Gleice estava sobrecarregada em seu trabalho. Além de secretariar os médicos da neurologia, ela cuidava de suas respectivas férias, pontos, escalas de plantão dos residentes, folha de frequência e ainda gerava no computador as receitas e medicações de alto custo, que eram assinadas por ele, carimbadas e disponibilizadas para os pacientes. Charles foi até a diretoria dizendo que não dava mais, sua funcionária estava assoberbada e não adiantaria apenas contratar outra funcionária, porque o volume da demanda estava crescendo continuamente. E lançou a ideia de criar uma central de receitas onde funcionários processariam a documentação padronizada pelo Ministério da Saúde, imprimiriam e levariam para a Gleice apenas conferir e passar para ele assinar. Após 6 meses, foi o que aconteceu.

– Foi uma luta, mas ele conseguiu provar a necessidade da Central. Se o paciente vai tirar a receita do medicamento de alto custo, era só se dirigir ao subsolo, justamente para facilitar o acesso aos portadores de EM que possuem déficit motor.

Como as sementes plantadas por Charles foram brotando em forma de conhecimento profissional para Gleice, ele a convidou, em 2008, para coordenar os estudos clínicos de neurologia, destinados a provar a eficácia de novos medicamentos no tratamento de determinadas doenças, e assim obter a liberação da ANVISA para serem comercializados.

– Coordenei estudos de cefaleia, AVC e esclerose múltipla. Quando chegava o protocolo do estudo, precisava reunir pacientes com perfis específicos. Eles assinavam um termo de consentimento e eu inseria os dados obtidos nas consultas em nosso sistema.

Gleice gostou tanto da área e se saiu tão bem que Charles a convidou para fazer um curso de pesquisa clínica.

– O curso era muito caro, seis mil reais! Mas ele melhorou meu salário e conseguiu que o hospital arcasse com metade do valor para eu poder ter essa oportunidade.

Gleice trabalhou na Santa Casa até outubro de 2018. Em 2020, trabalha como enfermeira no CDB e no Albert Einstein.

– Toda minha bagagem profissional foi incentivada por ele. O considero como meu segundo pai, tudo que tenho, tudo que sou, eu agradeço ao Dr. Charles.

Dra. Rosana Ferreira

No quarto ano da faculdade de medicina, Rosana começou a gostar de neurologia e perguntou ao seu professor se era uma especialidade viável para a mulher, devido a uma estranha e duvidosa aura que algumas especialidades médicas seriam um espaço reservado ao universo masculino. Em cima da resposta positiva, pediu que ele a chamasse para acompanhar algum dos casos que atendia. Três ou quatro meses depois, ele a chama em seu consultório no Hospital Israelita Albert Einstein.

A irmã de uma paciente que ele tratava com quadro de cefaleia, recém--chegada do Líbano, havia tido um surto de esclerose múltipla. Estava imobilizada em uma parte do corpo e sem conseguir enxergar com um dos olhos. Ele explicou brevemente a situação e a apresentou à paciente, que autorizou que Rosana ficasse presente durante a consulta. Iniciado o tratamento com a pulsoterapia, testemunhou no segundo dia de aplicação o retorno do movimento corporal no lado afetado e no quinto e último a recuperação plena da visão. Disse a si mesma: "É isso que quero fazer na minha vida".

No ano seguinte, Rosana ganhou uma das três vagas de um concurso para realizar um estágio de seis meses em neurologia na Europa. Escolheu a Universidade de Sevilla, que tinha como chefe do serviço o doutor Guillermo Izquierdo Ayuso, reconhecido mundialmente por suas pesquisas em EM.

Após a formação, buscou a especialização na Santa Casa, tendo que escolher três subespecialidades neurológicas. Foi fazer cefaleia com Doutor

Sanvito e Doutor Paulo Monzillo; neurologia geral, também com Sanvito e por fim, contando com a "conspiração do universo" o doutor Charles disse que tinha uma vaga para estudar esclerose múltipla.

O atendimento no CATEM em 1998 era realizado às quartas-feiras. O ambulatório funcionava na parte da manhã e à tarde aconteciam alguns "braços" do atendimento.

– Dr. Charles já era uma referência mundial em EM, tinha uma produção científica brilhante e se mostrou de cara uma pessoa extremamente generosa comigo.

Todo início de ano, Charles abria a planilha dos congressos que aconteceriam, pedia para a equipe escolher o que interessava e para cada um apresentar um trabalho de acordo com a escolha. Recém-chegada, Rosana ainda não tinha ideia do que levar em consideração para uma decisão assertiva. Charles então a designou simplesmente para o ECTRIMS, o maior congresso mundial da área de esclerose múltipla, que seria realizado na Basileia, Suíça.

– No coquetel de abertura estavam estudiosos do mundo inteiro, alguns trajando roupas típicas de seus países. Entrei num mundo que parecia inatingível para mim e fiquei completamente encantada. Generosamente ele ia me apresentando às pessoas. Posteriormente é que pude compreender que não era fácil chegar a esses eventos maiores, normalmente frequentados por profissionais que estavam há muito tempo na área. Essa é uma das características do Dr. Charles que pude testemunhar ao longo dos anos. Ele abria as portas da EM, com muito carinho, para muitas pessoas. E brincava, dizendo que participantes de congressos têm três fases na vida: na primeira, não conhecemos ninguém e ninguém nos conhece; na segunda, conhecemos todo mundo e alguns nos conhecem; e na terceira todo mundo nos conhece, mas nós já não lembramos de muita gente (risos).

Foram muitos congressos em que participaram juntos. Rosana ficou amiga de Mariluce que o acompanhava na maioria das viagens.

– Ela é a leveza que faltava ao Charles. Seu brilho e alegria levaram brilho e alegria para a vida dele também.

Além de todo conhecimento adquirido em tantos eventos importantes, havia a visita da graça e do inusitado em alguns deles. Como no congresso latino-americano realizado em Buenos Aires em que ficaram hospedados no elegante Sheraton. Após o *check-in*, cada membro do grupo do CATEM se dirigiu ao seu quarto. Rosana, acompanhada da mãe, foi encaminhada para o 21º andar. Quando saíram do elevador um mordomo apareceu perguntando-lhe se não queriam que segurasse suas bolsas.

O hotel as hospedara na suíte presidencial.

Mais tarde, Rosana estava no banho quando ouviu a campainha. Escutou sua mãe conversando com um rapaz, tentando dizer que havia um engano, mas ele não titubeou: "É uma cortesia com os cumprimentos do Sheraton".

Quando saiu, Rosana viu o carrinho de chá de prata deixado na sala, com champanhe e caviar. Ligou para o Dr. Charles.

– O senhor pode subir no meu quarto um pouquinho? Eu libero sua entrada.

– Como assim, libera minha entrada? – estranhou Charles.

– Porque estou na suíte presidencial!

– Mas como assim?

– É meu filho, é bom ser chefe! – disse Rosana, às gargalhadas.

Entre caviar e champagne, os amigos, juntos, riram muito da falha do hotel: a suíte, no caso, era destinada originalmente para receber o Dr. Charles...

...

Quando Rosana entrou no CATEM havia um rodízio de atendimento entre ela, Dra. Maria Fernanda Mendes, Dr. Marcos Moreira e Dr. Eduardo Felipe. Alguns residentes, após passarem pelas aulas de neuro-imunologia também realizavam atendimentos acompanhados por eles. Durante o ambulatório, Charles analisava e discutia cada caso individualmente e depois havia uma reunião em que cada médico apresentava uma aula sobre um caso atendido, explicando as nuances detectadas e detalhando os exames que haviam sido realizados.

– Naquela época, antes da liberação dos medicamentos de alto custo, nós tratávamos praticamente apenas os surtos. A carga de sequelas era uma coisa absurda. Como a idade inicial do acometimento geralmente se dá entre 15 e 35 anos, era cruel, às vezes, tratar uma pessoa jovem, no auge da vida, com distúrbios neurológicos como não conseguir andar ou não enxergar, não falar, não conseguir engolir, perder sensibilidade e equilíbrio. Hoje as medicações são ótimas, diminuem muito as taxas de surtos e consequentemente as sequelas. Em alguns casos promovem uma reconstituição imunológica, oferecendo neuro-proteção, diminuindo a carga lesional. O respaldo é muito maior, você nem nota que a pessoa é portadora.

As principais rusgas entre Tilbery e Rosana se davam na questão de horários.

– Você é muito atrasada! – ele bronqueava. – Como é que pode se atrasar tanto? Você não entende como me enlouquece, eu sou inglês!

Após se casar em 2001, Rosana se mudou para Santos. Obviamente, Charles não aprovou a mudança.

– Agora é que você não vai chegar na hora nunca, um dia vai chover, outro dia vai pegar comboio, isso é um absurdo, é o fim da picada – reclamava.

Um dia, Rosana, subindo a serra, se viu presa justamente num dos comboios. Ligou para Charles explicando a situação.

– Escuta aqui, você não venha mais. Não precisa vir mais no CATEM, não quero mais você aqui – foi sua resposta.

– Dr. Charles, estou no meio da estrada.

– Pois dê meia volta. Não venha.

Chegando à parte alta do planalto, Rosana manobrou para fazer o caminho inverso, descer a serra e voltar para casa. Pouco depois, toca seu telefone. Era Charles.

– Olha, você esteja aqui até "tal hora"!

– O senhor quer me deixar maluca? – diverte-se Rosana, lembrando que Mariluce vivia pedindo para ele parar de demiti-la e readmiti-la a toda hora.

Rusgas folclóricas à parte, o reconhecimento e respeito profissional era mútuo. Tanto que Charles a orientou a criar um núcleo de atendimento para esclerose múltipla na Beneficência Portuguesa santista. Mais à frente, Rosana abriu uma filial do CATEM na Santa Casa de Misericórdia de Santos, sendo presenteada por Charles, em estatuto, com a coordenação vitalícia do Centro.

...

Certa vez, haviam combinado de viajar três semanas para a Europa, após um congresso que aconteceria na Bélgica. Na semana anterior ao embarque, Charles ligou para Rosana, aos prantos.

Charles, por Outros Ângulos: Pacientes, Amigos e Equipe **121**

– Olha, seguinte, não quero mais ver você.

– Como assim, está brincando, não é? O que aconteceu?

– Gosto de você como se fosse minha filha, mas todo mundo que eu amo morre. A Mariluce vai morrer – e desligou o telefone.

Rosana ligou de volta "umas duzentas vezes" até ele atender.

– Pelo amor de Deus, Charles, o que está acontecendo?

– A Mariluce foi no Einstein fazer exames de rotina e detectaram um possível câncer.

– Mas já fez a biópsia?

– Não, o médico viu pelo ultrassom.

– Parou! O senhor é médico, presta atenção! Não é possível cravar um câncer só com imagem, tem muitos exames ainda para fazer, quem sabe consultar outro especialista.

Por todo o histórico de perdas que Tilbery tivera, quando ouviu o médico dizer que talvez Mariluce tivesse um câncer e talvez tivesse pouco tempo de vida, ele desabou.

– Deu um branco no Charles, naquele momento não era mais médico, ele era simplesmente o marido da mulher que ia supostamente morrer de câncer.

Charles e Mariluce desistiram do congresso para que ela pudesse realizar outros exames. Rosana seguiu viagem com amigos e quando estavam visitando o complexo de Nossa Senhora de Fátima, em Portugal, ligou para a amiga no Brasil pedindo que fizessem uma oração juntas, à distância.

– Foi muito emocionante. Entramos na capelinha de Fátima, acendemos uma vela e rezamos. Foi um dos momentos mais especiais que senti desde que nossos caminhos se entrelaçaram. E graças a Deus, quando voltei, ela já tinha feito todos os exames do mundo e estava confirmado o engano do diagnóstico.

...

Rosana gosta de contar uma outra história que ilustra bem o coração de Charles por trás da personalidade "não muito afável".

– Você pode encontrar alguém que diga que ele é emburrado, que ele é grosso, mas não vai encontrar ninguém que diga que ele deu alguma escorregada ética. Além disso, esse homem durão, sempre rígido, que nunca dourou a pílula, que não tinha meia palavras para nada, por várias vezes se mostrou extremamente sensibilizado com os pacientes que atendia. Teve um caso de um engenheiro, parente do meu cunhado, que sofreu um acidente jogando bola. Caiu, bateu a cabeça e fraturou o crânio. Depois de uma semana internado em Campinas, a situação piorou e a empresa entrou em contato com a família para verificar se queriam transferi-lo para algum outro hospital, ventilando a hipótese até de tratamento em outro país. Como era um caso neurológico, meu cunhado me ligou. Perguntei ao Charles se ele poderia ligar diretamente para dar uma orientação.

– Não, me dá o telefone agora que eu ligo – respondeu Tilbery.

Após a ligação, a empresa mandou uma ambulância UTI de dentro do hospital de Campinas até a porta do Einstein, onde Charles os esperava com sua malinha. Acompanhou a remoção, entrou e depois de mais ou menos duas horas reapareceu contando o que ia ser feito para tentar reverter o caso. Jardel, o engenheiro, ficou internado por 14 dias. Charles foi vê-lo de manhã, à tarde e à noite em cada um deles. E ele já era o "doutor top mega plus vip". Podia mandar um assistente, mas preferia ir pessoalmente.

– Quando houve a morte cerebral, ele foi falar com a família. Ficou conversando por mais de uma hora usando o exemplo de sua própria vida, da sua primeira esposa e de suas filhas para dar força à mulher do rapaz. Afinal, se ele conseguiu superar e seguir em frente, ela também conseguiria. A equipe que acompanhava o caso era excelente, mas ele fez questão de estar presente e dar o anteparo necessário em um momento tão delicado. Aquilo aumentou ainda mais o meu respeito e minha reverência pelo meu professor e mestre, que foi um divisor de águas na minha vida.

Dr. Guilherme Sciascia do Olival

Quase a medicina perdeu um profissional singular para a administração. Como os pais eram empresários, Guilherme considerou, a princípio, que esse seria seu caminho natural. As aulas na USP, porém, começaram a lhe causar incômodo, uma sensação de vazio, chegando mesmo a um estado de leve depressão. Então, teve um sonho, do qual não recorda o conteúdo, apenas de uma espécie de ordem mental, um vislumbre que o entusiasmou: estudar medicina, a profissão do querido avô.

Charles, por Outros Ângulos: Pacientes, Amigos e Equipe **123**

– Fui fazer cursinho e estudei como um cachorro louco. Estipulava um tempo que seria necessário para a compreensão do assunto, ligava o cronômetro – pausando se parasse para beber água – e mergulhava. Cheguei a passar 12 horas sentado, estudando – relembra Guilherme.

Logo no início do curso na Faculdade de Ciências Médicas da Santa Casa de São Paulo, se rebelou contra a violência e humilhação que caracterizavam o trote aos calouros.

– Não aceitava nenhuma "brincadeira" com esse cunho hostil. Me rebelei contra esse sistema, briguei com a faculdade inteira por causa disso e só depois fui criar minha rede de amizades.

No ano seguinte, criou uma série de projetos de "trote cidadão", com o objetivo de ressignificar esse rito de passagem por intermédio de ações solidárias.

– Eu brincava: querem fazer um trote pesado? Vamos construir um muro! E literalmente construímos um que se fazia necessário na área da Santa Casa.

Quando chegou a época de escolher a residência que faria, assistiu a um episódio da série "House", cuja história se baseava em um caso de neurologia.

– A dificuldade do diagnóstico e o ar meio misterioso daquela situação me encantou. Decidi: é isso que quero fazer!

Havia noites em que Guilherme ficava sozinho no plantão do pronto socorro da neurologia, uma responsabilidade imensa, além da necessidade extra de precisar aprender radiologia, que não contava com nenhum plantonista. Um amigo mais experiente o orientou a ligar para o médico no caso de atendimentos mais complexos e deixar a responsabilidade para quem era seu autêntico dono. Isso implicava em ligar para o Dr. Charles a qualquer hora da noite.

– As pessoas tinham muito medo do Charles. Ele era uma fera! Para dar uma noção: o cara mais bravo que eu conhecia era o Antonio Rocha, chefe da radiologia. Ele disse que se tornara graduado como era justamente pelo Tilbery ser tão bravo, pois isso o fez se matar de estudar toda vez que chegava um caso de esclerose múltipla. Desse modo, se tornou uma sumidade internacional em sua área.

Para além da ambiguidade entre genioso e genial que definia o professor, Olival reflete que é justo levar em conta a realidade do ofício.

– O ambiente entre os colegas médicos e enfermeiros é muito "militar", com muita cobrança e exigência de perfeição. Não é um lugar receptivo, acolhedor. Ainda mais quando você está em um hospital público, onde não existe a estrutura necessária, o remédio necessário, o tempo necessário. Todos ficam sobrecarregados. Você não consegue ouvir e dar atenção a todo mundo – com a exceção louvável da Ivone, que sempre conseguiu manter a doçura em meio a qualquer tempestade.

Guilherme também tinha medo, mas o senso de responsabilidade falava mais alto e ao chegar o primeiro caso de EM no seu plantão, tocou a telefonar para Charles.

– Alô.

– Dr. Charles, meu nome é Guilherme, sou novo, estou aqui no pronto socorro...

– Há – respondia seco, Tilbery.

– Tem um caso assim...

– Faz tal coisa – orientava.

Dali para a frente, toda vez que chegava um caso era a mesma rotina. Mais tarde Guilherme soube que Charles o chamava pela alcunha de: "o menino que me liga".

...

Uma solda importante para a relação entre Charles e Guilherme foram as pesquisas. O então estudante adorava, fazia parte de um grupo que ganhara vários prêmios, e o professor valorizava muito. Conversando sobre um determinado projeto, Olival manifestou desejo de participar. A princípio visto com reservas pelo fato de ser um "R2", residente do segundo ano, ou seja, ainda não muito avançado dentro da hierarquia dos estudantes, ele insistiu.

– Você não vai conseguir fazer, tem um monte de plantão para dar, fora as aulas, você não vai fazer e eu vou cobrar.

– Pode me dar que eu vou fazer.

Guilherme estudava durante o dia, fazia plantão noturno e usava as madrugadas para realizar a pesquisa. No dia combinado, entregou a Charles, que falava: "Não é possível". Esse trabalho se tornaria a primeira publicação de Guilherme sobre esclerose múltipla.

– O Charles tinha muitas ideias, era muito criativo. Ele estava completamente integrado a tudo que estava acontecendo na área no presente momento como tinha a visão das necessidades que iam surgir, vendo as coisas coma antecedência. E aí sugeria, vamos fazer uma pesquisa X. E fazíamos. Ele nunca elogiava, mas só de não meter o pau eu já ficava satisfeito. Aprendi a lidar e a não sofrer esperando reconhecimento. Era assim que era, pronto. Quer tal coisa? Está aqui. Está feito? Então, vamos para a próxima. E quanto mais eu fazia, mais ele ia me dando as coisas.

Guilherme ressalta duas características marcantes do professor: a primeira, a capacidade de inspirar, de modo que as pessoas ao seu redor fossem impelidas a serem melhores, a evoluir constantemente, sem que isso fosse verbalizado ou expressado objetivamente. E a segunda, a autoridade científica que possuía.

– Me lembro uma vez que havia chegado um novo medicamento para EM no Brasil, e eu ouvia os médicos falarem: "Depois que o Dr. Charles começar a prescrever, eu uso. Enquanto isso não acontecer, pode ter alguma coisa errada". Ele sempre foi muito respeitado. E sempre foi ético. Mesmo quando ia dar uma aula ou palestra que era patrocinada por um laboratório, ele falava dos benefícios de um determinado remédio, mas sempre alertava para os efeitos colaterais e citava situações em que não deveria ser usado em hipótese nenhuma. Isso eu aprendi com ele, você precisa ser íntegro para ter credibilidade. Para o cara que gastou cem mil reais no marketing do evento, não era muito legal ouvir "defeitos" do seu produto, mas para o público repleto de pacientes, era essencial conhecer a fundo o que faria parte do seu tratamento. Então, o Charles unia a autoridade técnica com a autoridade moral, ele não era negociável ou comprável.

...

A primeira monografia que Guilherme fez com Charles foi para a sua formação do terceiro ano sendo ainda um "R2", devido ao volume de projetos em que estavam envolvidos. O trabalho foi entregue com um mês de antecedência. Uma semana antes da apresentação, numa sexta-feira, Charles devolve o material, sem nenhuma anotação, dizendo apenas: "Tá uma bosta". Guilherme riu achando se tratar de uma brincadeira, porque sabia que dera o seu melhor. Charles ficou impassível.

– O que está ruim?

– Tudo. Pode refazer.

– Mas refaço qual parte?

– Refaz tudo do começo.

Olival gostava da liberdade concedida pelo professor para criar seu trabalho. Não funcionava sendo tutelado e sim fazendo as coisas do seu jeito. A liberdade estimulava o desenvolvimento de suas habilidades. Mas naquele momento ficara sem saber o que fazer devido à falta de uma explicação mais detalhada. Passou o final de semana tentando arrumar "aqui e ali" e entregou novamente na segunda-feira.

– Agora está aceitável – disse Charles.

Guilherme tentou entender qual a mudança que havia tido efeito, o que exatamente estava ruim e melhorou, como aprendizado.

– Foi essa parte aqui?

– Não, fique tranquilo, está aceitável.

– Mas foi aquela parte que você não gostou? – insistiu.

– Ah, para de encher o saco! – finalizou Tilbery.

O trabalho acabou sendo publicado e muito bem avaliado.

Charles também o orientou na monografia para a formação no "R3". Na ocasião estavam com cinco pesquisas em andamento.

– Qual você quer que a gente mande para a monografia? – perguntou Guilherme.

– Manda essa aqui para arrebentar, estourar a boca do balão.

A pesquisa foi premiada no Congresso Paulista de Neurologia e no Congresso Latino-Americano de Esclerose Múltipla. Guilherme considera ter sido seu melhor trabalho. Depois de um tempo, foi perguntar a Charles o que tinha achado.

– Aquela bosta lá? Não li não!

Se com palavras o professor e orientador não concedia a mínima congratulação, ele o fazia generosamente por meio de atitudes. No final do terceiro ano, Charles o convidou para fazer parte da sua equipe no Hospital Albert Einstein.

Um fato marcante na relação entre professor e aluno se deu um ano antes, no final do segundo ano da residência de Guilherme, quando um grande amigo o procurou numa situação difícil, sem conseguir andar nem movimentar o corpo devido a seu tratamento para esclerose múltipla não surtir efeito. Olival explicou o caso para Charles e pediu o telefone do seu consultório para o amigo marcar uma consulta.

– Nada disso, você que vai tratá-lo – retrucou Tilbery.

– Como assim? Não sei de nada, ainda estou aprendendo. Não sei nem neurologia geral ainda, muito menos esclerose, como vou fazer isso?

– Eu vou te orientando e você cuida.

Charles recomendara um tratamento novo que havia conhecido na Alemanha, mas que ainda precisava de estudos sobre possíveis efeitos colaterais. Guilherme levantou 300 artigos publicados sobre o assunto e leu todos. Não podia falhar com seu amigo.

– Essa experiência foi um marco para mim. Pela inspiração que ele me deu, acreditando em mim e pelo suporte. E pelo desprendimento também, tem médico que é ganancioso com o paciente particular, aparece na esquina e ele sai correndo para pegar (risos). Ele não era assim, não escondia o ouro, não tinha medo de que alguém fosse melhor do que ele. E o meu amigo melhorou muito, ficou ótimo, assintomático.

...

Guilherme brinca dizendo que precisou quase morrer para saber que Charles lhe tinha um certo apreço. Em 2015, aos 32 anos, sofreu um infarte.

– Minha mãe tinha uma doença grave, e com receio que ela morresse resolvi a levar para a Polônia, origem dos nossos antepassados. E lá, enfartei. Quando tive alta fui para a Espanha, onde aconteceria um congresso e fiquei em recuperação no mesmo hotel que o Charles estava e ele abdicava de ir aos jantares oferecidos pelo evento para me fazer companhia. No primeiro dia, ele disse: "Ah, não morreu, tá vivo, vamos tomar um uísque!" Íamos para o bar do hotel conversar e ele ficava tomando porre com minha mãe (risos). Chamava o garçom e dizia: "Meu copo está furado...".

...

Um dia, em 2006, Charles o chamou e foi direto.

– Quero que você se prepare para assumir o CATEM daqui a um ano.

Guilherme ficou três dias sem conseguir dormir ou comer. Começou a ter um papel mais participativo e ativo no Centro. No ano seguinte, Charles prorrogou a sucessão e um amigo lhe disse que fora ele quem sugeriu o adiamento para que Tilbery pudesse completar 20 anos de CATEM.

– Para mim estava ok, porque era muito gostoso trabalhar junto com o Charles. Nós temos uma relação sinérgica e aquele ano eu considero que foi a nossa melhor temporada, estávamos nós dois no pico da produtividade.

Depois de completar 20 anos, em 2017, em um jantar, Charles pediu a palavra.

– Quero comunicar que o Guilherme é a pessoa que escolhi para dar seguimento ao meu trabalho, porque tem todas as capacidades e qualidades para isso. O CATEM segue em excelentes mãos.

Era uma realização para Guilherme.

– Quando eu era aluno não sabia nem se ia ser um bom médico. Lembro claramente de olhar para a figura do Charles e falar para mim mesmo: "Quero ser igual a esse cara!" Depois fui misturando com algumas outras influências que me ajudaram a desenvolver o meu próprio jeito de fazer as coisas. Mas assumir o CATEM foi a maior honra profissional da minha vida.

Wilson Luiz Sanvito

Ao longo de mais de 50 anos de experiência, ele se tornou Professor Emérito de Neurologia da Faculdade de Ciências Médicas da Santa Casa de São Paulo, lecionando também na área de Pós-Graduação, além de orientar alunos para o mestrado e doutorado. Criando tempo livre não se sabe de onde, estabeleceu uma sólida carreira paralela como escritor, tanto na área médica como cultural.

Para Charles Peter Tilbery, Dr. Sanvito é um ídolo. Símbolo do médico clássico que atendia as famílias em domicílio, com sua maleta, estetoscópio e aparelho para medir a pressão, privando de um respeito singular na sociedade, Dr. Wilson, nascido em Itararé, se formou na Universidade Federal do Paraná em 1958. Assim que terminou o curso, decidiu ir para o mato, tornando-se o único médico de uma pequena cidade ao norte paranaense, chamada Ourizona.

– Acho que queriam batizá-la de Arizona, mas saiu Ourizona mesmo – diverte-se Sanvito. – O hospital do qual seria responsável era construído em madeira, contando com seis leitos. Eu atendia tudo, pediatria, obstetrícia, clínica médica, o que fosse preciso. A iluminação era alternada, a cada noite uma metade da cidade era contemplada.

Após realizar seu doutorado na França, voltou ao Brasil para cumprir seu projeto de vida, que era ser professor universitário. Em 1969, trabalhava no Hospital do Servidor Público Estadual e recebia alunos de outros hospitais, Charles incluso, para fazer visitas aos leitos. No ano seguinte, Dr. Sanvito foi convidado a assumir a chefia da neurologia da Santa Casa e a relação pôde se estreitar.

– Charles sempre foi uma pessoa muito querelante, exigente, contestadora no sentido de procurar melhorar o funcionamento dos serviços. Seu perfeccionismo era nobre, mas utópico no Brasil, apesar de que, como disse Salvador Dalí: "Não tenha medo da perfeição, você nunca vai atingi-la".

Houve um episódio em que Charles achava que o exame de líquor da espinha não estava sendo confiável. Para tirar sua dúvida, encheu um tubo de ensaio com água da torneira e pediu o exame. O resultado obtido, como se fosse feito com o próprio líquido cefalorraquiano produzido pelo cérebro, causou um grande mal-estar entre o setor da neurologia e o laboratório.

– O Charles tinha dessas coisas, era muito aplicado e inteligente. Tinha problemas de relacionamento, mas sempre foi íntegro e idealista, não era um oportunista.

...

Ainda quando Sanvito era Chefe da Disciplina de Neurologia e do Departamento de Medicina, que agregava 11 especialidades, Charles o procurou com uma proposta para fundar um centro de estudo e tratamento para esclerose múltipla. Ao expor seu projeto, ganhou seu apoio, que seria essencial para transformar o sonho em realidade.

– Eu achei válido, porque o centro seria útil não só para a assistência do paciente, mas também para aumentar a informação por meio de pesquisas a respeito da doença, então muito pouco conhecida. Quando se falava em esclerose múltipla, muitos confundiam com arteriosclerose, que não tinha nada a ver. Conversamos com o Diretor Clínico da Santa Casa, Dr. José Mandia Neto e com o seu Provedor Dr. Mário Altenfelder, muito ligado a políticas públicas de saúde, que imediatamente encamparam a ideia. O

Charles foi um pioneiro. Qual foi a importância desse centro? Primeiro, melhorar o atendimento do paciente desse tipo de atenção. Logo que se divulgou o CATEM houve um fluxo de pessoas que vieram de várias partes do país para se tratar. Em segundo lugar, teve um efeito multiplicador na formação de médicos, enfermeiros e cuidadores do portador de EM. Nesses anos todos de existência, passaram por lá profissionais do Brasil inteiro para aperfeiçoarem seu conhecimento e voltarem para as suas regiões mais capacitados a oferecer um melhor tratamento.

Sanvito destaca igualmente a importância do Centro do ponto de vista acadêmico, em razão das pesquisas e trabalhos científicos que foram fomentados e do intercâmbio com os melhores médicos do mundo por meio da participação em congressos.

– O Charles merece os parabéns pelo sucesso. Boa parte dos médicos que enveredam pela vida acadêmica o fazem apenas por status, para engrandecer seu nome no receituário. E esse felizmente não é seu caso, ele baseou sua carreira em autêntica vocação. É um lutador, um guerreiro que superou traumas de natureza trágica e sublimou sua vida profissional e pessoal, construindo um legado raro que pouca gente no Brasil consegue realizar. Acho que foi um discípulo maravilhoso e mais tarde se tornou, ele próprio, um mestre.

10

Charles, por Ele Mesmo

Curiosidades

Da família de seus pais, a única pessoa que conseguiu sobreviver à perseguição nazista foi a irmã de Henry, Lili, que fugiu para a Argentina. Sua filha, Suzi, prima de Charles, mantém contato anual com ele por telefone.

– A Lili casou-se com um rapaz que era uma figura. Ele inventou uma tinta "revolucionária" para casco de navios, que impediria que enferrujassem. Essa tinta "vendeu pra burro", mas pouco depois de pintados todos os navios enferrujaram – diverte-se.

...

Durante um almoço de domingo, Tilbery recebeu o telefonema de uma dupla sertaneja, dizendo que um amigo se afogara no lago da fazenda. Pediram sua presença para que pudesse acompanhar o enterro e todos os trâmites legais. Ao fim da jornada, quando perguntado sobre o valor dos seus honorários, disse que aquele não era o momento e passou o telefone da secretária para que pudessem combinar. No dia seguinte, ela o informou que a dupla achou o valor muito caro e que não ia pagar. O pagamento realmente nunca ocorreu.

...

Cena de galá:

O jovem Charles vai à praia e entra no mar. Ao voltar do mergulho, entre as ondas, tira um pequeno pente de dentro da sunga. Penteia o topete. Guarda o pente.

...

Charles se considera um chocólatra.

– Minha mãe comia todas as noites um tablete de chocolate. Não sei se é geracional, mas depois da janta tenho que comer um chocolate, faça chuva ou faça sol. Desde sempre.

Existe a possibilidade de Hana ter adquirido esse hábito quando da residência em Londres. O governo inglês, durante a guerra, cedia alimentos racionados à uma parcela da população. O único luxo eventual era acrescentar uma barra de chocolate para cada família. Não tem uma comida predileta, mas é carnívoro.

– Gosto de carne, qualquer uma. Lembro do torresmo do Zé Bigode. Quando ia para Juiz de Fora, saía do aeroporto direto para comer o torresmo que ele preparava.

Não gosta de massa, exceto a que é servida em Roma.

– O gosto é outro!

Aprecia os pescados que experimentou em viagens ao nordeste. E considera a comida mineira a melhor do país. Destaca especificamente a canjiquinha que comia avidamente quando visitava um amigo em Minas Gerais.

– Mas o senhor gosta dessa comida "de pobre"? – perguntava a cozinheira, incrédula.

– E como gosto! – respondia Tilbery.

...

Seus "devaneios artísticos ou culturais" eram raros. Foi uma vez ao circo. Leu poucos livros fora da área da medicina, como o "Quincas Borba", de Machado de Assis. O filme assistido mais impactante é "Os Dez Mandamentos", de 1956, com Charlton Heston no papel de Moisés. Quando jovem gostava de MPB, com destaque para Chico Buarque e Vinicius de Moraes. Na época da vitrola, comprava mais discos de música clássica para ouvir no jantar ou às vezes, no consultório. Se fosse cravar um ídolo na música seria o maestro João Carlos Martins, "que tem uma história de superação absolutamente incrível". Suas músicas prediletas são: "Casa no campo", na interpretação de Elis Regina; "Pai", com Fábio Jr., e a instrumental tema do filme "Em algum lugar do passado", a mesma música preferida de Mariluce.

Professor Emérito

No dia 19 de junho de 2019, aos 50 anos de profissão, Charles recebeu o que considera a maior homenagem de sua vida: o título de Professor Emérito da Faculdade de Ciências Médicas da Santa Casa de São Paulo (FCMSCSP), tendo como padrinho o Dr. Wilson Luiz Sanvito. O texto pronunciado na ocasião pelo professor Decio Cassiani Altimari destacou que "a concessão do Título de Professor Emérito é atividade jubilosa das Instituições de Ensino Superior. Por ela se agradece a participação daqueles Docentes que foram um esteio na sagrada função de ensinar, que foram um exemplo para seus colegas na atividade de formação e informação, e que foram modelo a ser seguido pelos seus alunos".

Disse ainda sobre a homenagem, que "Professor Emérito é aquele Professor a quem nossa Faculdade concedeu tal titulação por ter muito saber, por ser avantajado em sua especialidade, por ensinar a ciência médica com arte, e se assim o fez foi por ser insigne, distinto, notável, nobre e fidalgo". E mencionou ainda sua "particularíssima característica de ser o primeiro ex-aluno da própria Faculdade a receber tal distinção, aluno que foi da segunda turma de médicos, graduado em 1969".

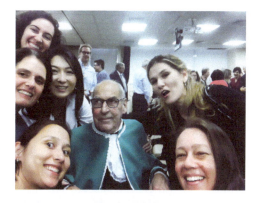
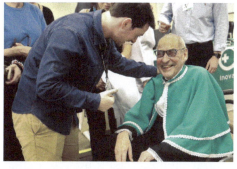
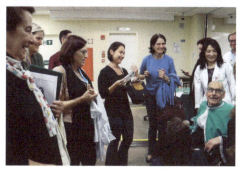

Charles Peter Tilbery, professor emérito.

2020

Charles recebeu a homenagem em cadeira de rodas por conta de um acidente doméstico em que "trincou a fíbula". Após a lenta recuperação, decidiu pedir a aposentadoria na Santa Casa. Ainda em 2019, começou o projeto do seu livro de memórias e entrou no universo das redes sociais, através do Facebook. Em 2020, até as restrições de isolamento social serem estabelecidas em razão da pandemia do novo coronavírus, estava atendendo os pacientes durante três dias por semana em seu consultório no Hospital Albert Einstein, mesmo estando ele próprio em tratamento de um câncer na próstata.

"Sou teimoso, determinado, inteligência mediana. Minha inteligência não é superior à de ninguém, mas talvez seja mais determinado que a média. Bastante sentimental, choro vendo filmes, choro diante de homenagens e reconhecimento, chorei muito recordando as histórias da minha vida para esse livro. Apesar de tudo, gosto da vida e gosto de ser médico. Nunca fui uma pessoa das mais simpáticas, todo mundo que me conhece sabe que tenho um temperamento um pouco intempestivo, mas consegui realizar algumas coisas importantes.

Acho importante contar a minha história por que acredito que temos que ser multiplicadores de ideias e ações, passar para a frente tanta experiência que reunimos ao longo do tempo. Espero que esse livro possa inspirar e encorajar algumas pessoas, fazê-las refletir em viver uma vida que possa não ser direcionada apenas ao próprio umbigo, mas que seja produtiva de alguma forma para a sociedade, colaborando com o coletivo.

Em algum momento podia ter escolhido trabalhar apenas em hospital particular, mas sempre tive vocação social. Gosto da Santa Casa e gosto de atender os pacientes mais simples, com os quais aprendi muito. Eles te respeitam, sabem seu nome, se preocupam se acham que você está abatido. Se o médico dá atenção, se detém em conversar um pouco com as pessoas – coisa que os jovens não fazem mais –, adquire um enorme conhecimento e enriquece seus atendimentos. Por isso, considero que os pacientes também deixaram uma herança para mim.

Não tenho nada para me queixar, o meu passado foi trágico, ainda me causa dor, mas por alguma razão consegui sobreviver e bem, dentro de uma família que vive em harmonia. Sinto que não vivi à toa, consegui ser útil e deixar também o meu legado.

Hoje, sou um homem feliz e tenho gratidão pela vida."

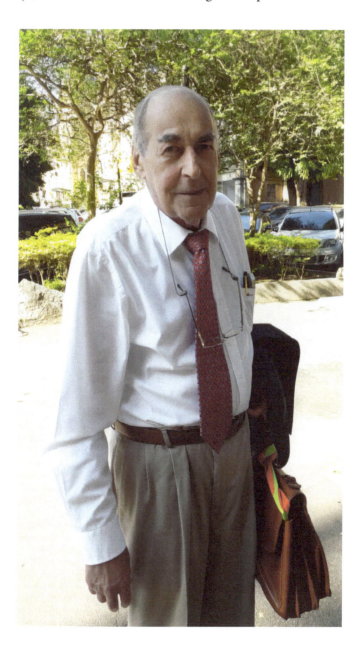

Parábola Contada por Rabinos

"Imagine que você está à beira-mar e vê um navio partindo. Você fica olhando enquanto ele vai se afastando, cada vez mais longe, até que finalmente parece apenas um ponto no horizonte. Lá o mar e o céu se encontram.

E você diz: "Pronto, ele se foi".

Foi aonde?

Foi a um lugar que a sua visão não alcança, só isso. Ele continua tão grande, tão bonito e tão imponente como era quando estava perto de você. A dimensão diminuída está em você, não nele.

E naquele momento em que você está dizendo: "Ele se foi", há outros olhos do outro lado do horizonte, vendo-o aproximar-se e outras vozes exclamando com alegria: "Ele está chegando".

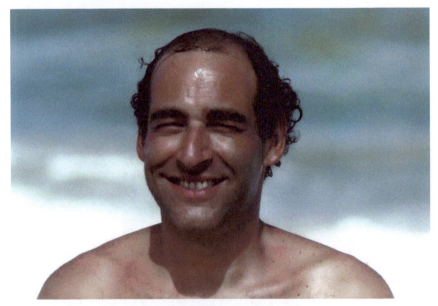

Charles Peter Tilbery.

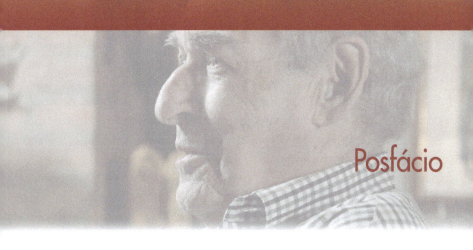

Posfácio

Por Guilherme Sciascia do Olival

Dia 24 de maio de 2020, o professor completou sua passagem pela Terra. Era um pouco antes do amanhecer de um dia frio, quando recebi o telefonema de sua esposa Mariluce me perguntando se eu poderia assinar o atestado de óbito, por ter acompanhado o seu processo na doença. Atônito e anestesiado pela notícia, sem ter espreguiçado e ainda contaminado pelo sono do horário, me arrumei. Mais tarde, quando a consciência despertou, de fato percebi que tinha escolhido meu melhor terno e pus a minha melhor caneta no bolso para ir cumprir esse papel.

O professor nos deixou como lemos nas histórias de grandes mestres. Ele decidiu ficar na sua casa o tempo todo. O enfermeiro que o acompanhou naquela noite contou que ele respirou profundamente, com força, e em seguida ficou em silêncio.

Nas semanas que antecederam o fatídico dia descrito, o professor estava já muito distante. Já não tinha interesse em tomar água, comia muito pouco. Fui conversar com ele e me disse:

– Ah, Guilherme, terminei minha missão, não há mais nada para fazer aqui.

Como o Diogo Haddad, um dos seus alunos de pós-graduação me disse, ele se recusou a envelhecer.

Mas a olhos atentos, o processo de morte havia começado 3 anos antes, logo após ele ter finalizado sua gestão como coordenador da disciplina de neurologia na Santa Casa de São Paulo. Após a passagem de cargo, dizia que tinha mais duas missões: finalizar o documentário "Diário de Lidwina" que havia iniciado (lançado em 2018) e escrever uma biografia. Mas quanto menos trabalho e responsabilidade, menos se interessava pelas coisas do dia a dia. Começou a emagrecer, teve uma queda com uma fratura de quadril que o impediu de andar durante quase seis meses, e, mesmo quando muitos achavam que ele estava muito enfraquecido e doente, se manteve firme no seu propósito, fazendo fisioterapia até voltar a andar. E assim continuou ensinando e trabalhando. A Carina Subires que fez a sua reabilitação lembra com afeto das lições que recebeu durante esse período. O professor tinha essa conexão profunda com o trabalho e avançando em seu desligamento progressivo de tudo que fosse terreno, recebeu o manuscrito final do Sr. Carlos Durães apenas dois dias antes de sua despedida.

Pouco antes, sua esposa me relatava as conversas cada vez mais frequentes dele com a foto das filhas e por vezes o surpreendeu dizendo que estava indo encontrá-las.

Certa vez, tive um sonho com as filhas do Charles, apesar de nunca as ter conhecido. Nesse sonho, elas chegavam para mim com muita alegria e pediam que eu mandasse um recado ao pai: "Avise ao papai que nós agradecemos muito por ele ter aceitado a missão de nos ter como filhas, mesmo sabendo que teríamos uma vida curta. Avise também que nossa passagem foi breve porque tínhamos que ir aí buscar uma chave e que conseguimos o que precisávamos. Nós sabemos que essa não era uma missão fácil e que não era qualquer um que poderia ter vivenciado isso. Então, o agradeça muito. E diga que estamos bem e que o amamos muito".

Como dois cientistas, nas poucas vezes que conversamos sobre esses assuntos ele reagiu arregalando os olhos e se calando em reflexão introspecta.

De fato, o sofrimento de tudo que o professor tinha vivido o havia marcado de um modo definitivo. Ele era movido pelas conquistas no trabalho e também pelos conflitos pessoais que por vezes o procuravam, mas que muitas vezes ele inventava. Em nossas conversas eu sempre o incentivei a abrir mão dos conflitos e das guerras que travava com as pessoas no dia a dia e sempre tentava direcionar essa energia para lutar contra o mecanismo dos sistemas que estavam errados. Tal foi a surpresa quando me deparei com a biografia tal como esta, na qual não havia o tom de denúncia e crítica que lhe era característico. Indaguei ao Sr. Carlos, que me disse que essa era a escolha do professor, que havia lhe dito: "Essa não é a parte importante da minha vida".

Na véspera de sua passagem, fui visitá-lo novamente e lhe disse aflito:

– Professor, preciso levá-lo ao hospital, o senhor está muito desidratado!

Ele respondeu bruscamente:

– Ah, não vai começar você também!

E em seguida fez uma piada com minha noiva que me acompanhava. Sem dúvida, a autonomia sobre o próprio destino e o humor eram consideradas por ele partes importantes da vida.

O professor nos deixa com um legado colossal. Trouxe a esclerose múltipla para atenção das Universidades e dos centros de pesquisa no Brasil. Fundou o CATEM e trouxe o conceito de centro de referência no país. Fundou a ABEM incentivando o empoderamento dos pacientes frente à luta por direitos. Fundou o BCTRIMS criando um comitê médico que se organizasse frente às necessidades desse grupo. Auxiliou no projeto de lei que levou o acesso de medicamentos de alto custo para tratamento da doença a dezenas de milhares de pacientes com esclerose múltipla. Além de tantos outros projetos, o professor guiou dezenas de alunos na pós-graduação, ensinou dando aulas, palestras em congressos e cursos a todos os médicos no Brasil que tratam esclerose múltipla. Escreveu livros e artigos incontáveis sobre a doença. Atendeu e acompanhou incontáveis pacientes. E tocou a vida de cada um que trabalhou ao seu lado durante essas décadas de devoção.

Por conta da pandemia do COVID, o sepultamento, que ocorreu no cemitério Israelita em São Paulo, contou com pouquíssimas pessoas. Os que o conheciam sabem que ele se despediu de todos como lhe era tradicional, discretamente. Como a visão de uma estrela cadente, que apenas os atentos desfrutam do espetáculo fugaz.

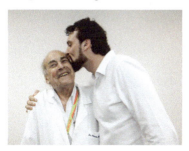

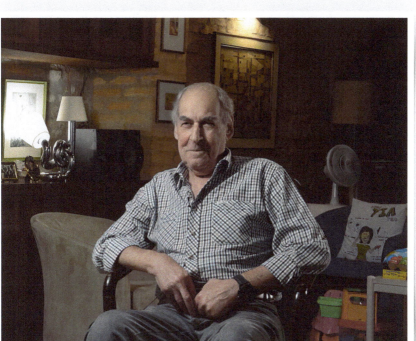

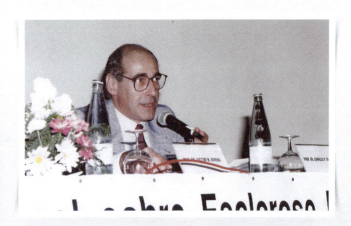
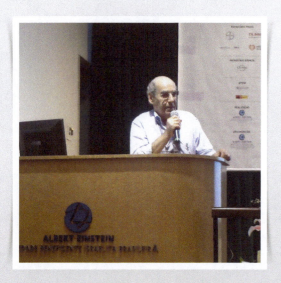
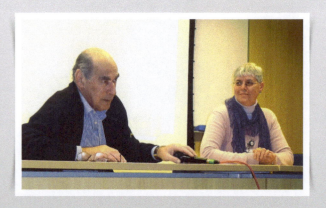

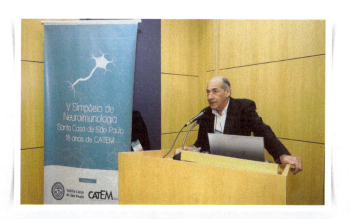

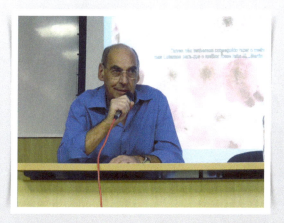

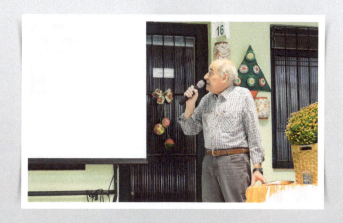

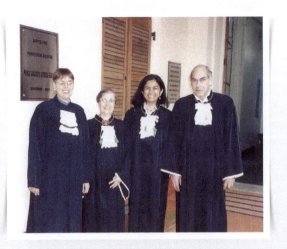

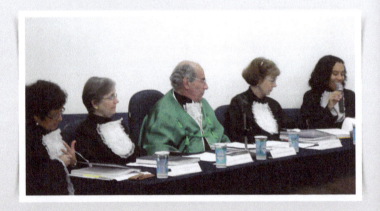

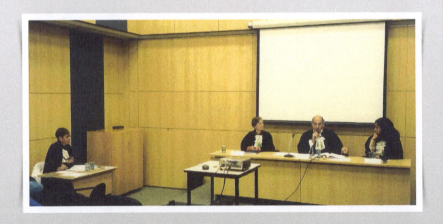

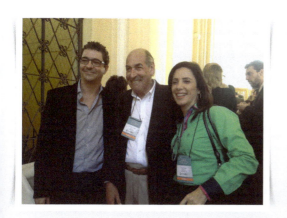
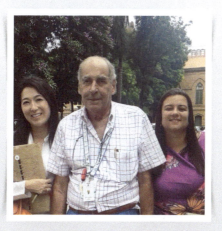
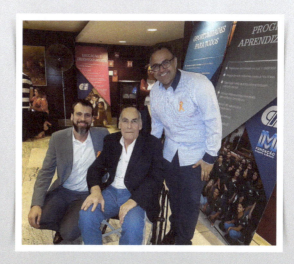

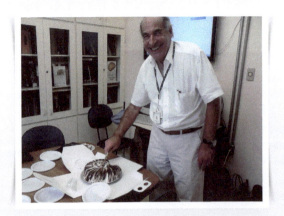
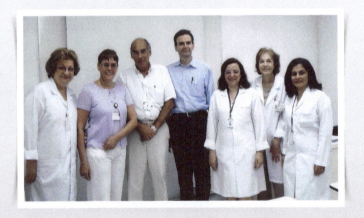
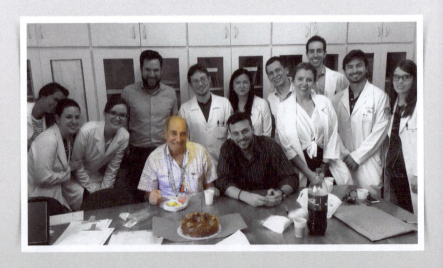

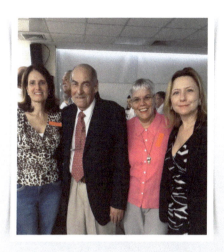

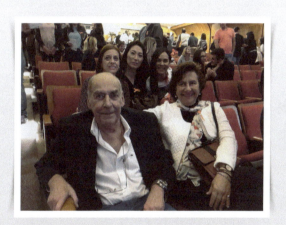

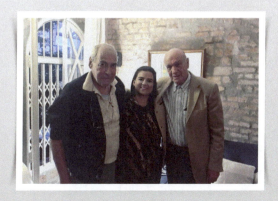

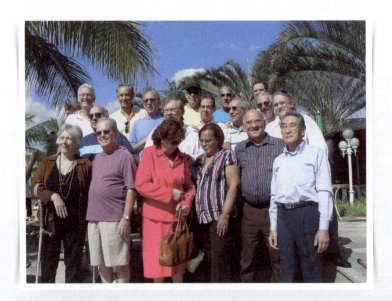
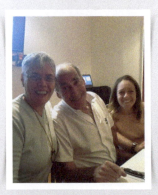
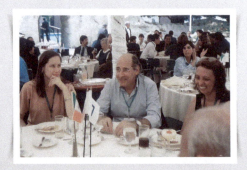
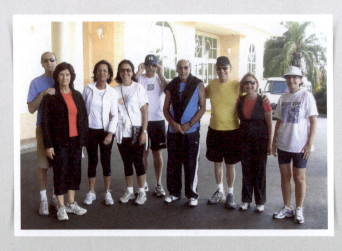

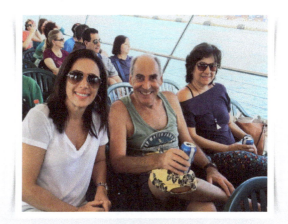
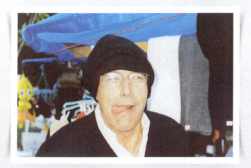
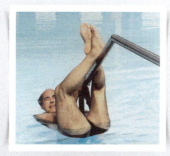
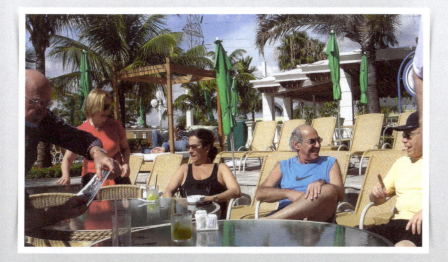

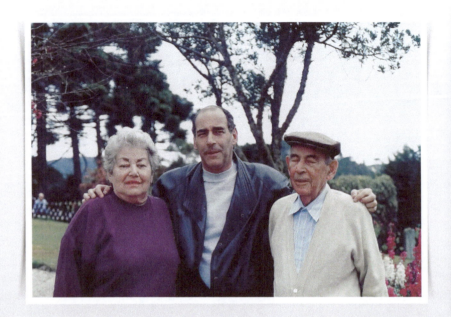

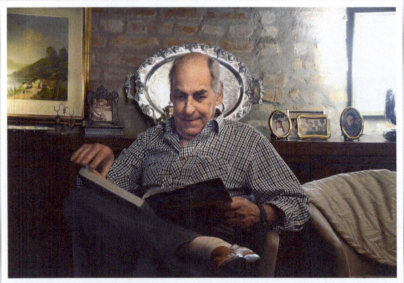

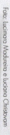
Foto: Lucinara Madureira e Luciana Christovam

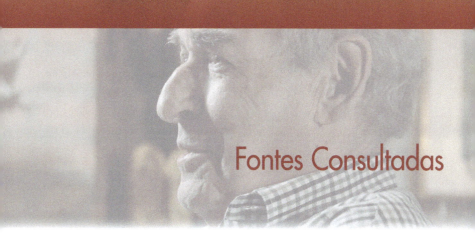

Fontes Consultadas

- A Ufologia Brasileira perde Flávio Pereira. Portal UFO, 2014. Disponível em: https://ufo.com.br/noticias/a-ufologia-brasileira-perde-flavio-pereira/. Acesso em 12 de fevereiro de 2020.
- Abrigo Anti-Aéreo em Londres Durante a Blitz. United States Holocaust Memorial Museum. Disponível em: https://encyclopedia.ushmm.org/content/pt-br/film/air-raid-shelter-in-london-during-the-blitz. Acesso em 10 de fevereiro de 2020.
- Abrigos da Segunda Guerra são abertos ao público em Londres. G1, 2016. Disponível em: http://g1.globo.com/jornal-nacional/noticia/2016/01/abrigos-da-segunda-guerra-sao-abertos-ao-publico-em-londres.html. Acesso em 11 de fevereiro de 2020.
- Albright, Madeleine. Inverno de Praga. Edição 1. Editora Objetiva, 26/05/2014.
- Alencar, João. Estação de metrô que serviu de abrigo antiaéreo durante a guerra é reaberta ao público. RFI, 2010. Disponível em: http://www.rfi.fr/br/cultura/20100924-estacao-de-metro-que-serviu-de-abrigo-antiaereo-durante-guerra-e-reaberta-ao-public. Acesso em 10 de fevereiro de 2020. Legenda: (Londrinos se abrigam dos bombardeios na estação de metrô Aldwych, em 1940).
- Altman, Max. 1944 – Hitler começa a lançar bombas V1 para tentar vencer Segunda Guerra. Opera Mundi, 2013. Disponível em: https://operamundi.uol.com.br/historia/29417/hoje-na-historia-1944-hitler-comeca-a-lancar-bombas-v1-para-tentar-vencer-segunda-guerra. Acesso em: 10 de fevereiro de 2020.
- Argentina Star. Benjidog Historical Research Resources. Benjidog, sem data especificada. Disponível em: http://www.benjidog.co.uk/allen/Blue%20Star2.html#Argentina_Star. Acesso em 11 de fevereiro de 2020.
- Astronáutica: entenda mais sobre a profissão. Universia, 2016. Disponível em: https://noticias.universia.com.br/destaque/noticia/2016/03/28/1137734/astronautica-entenda-sobre-profissao.html. Acesso em 12 de fevereiro de 2020.
- D'Amaro, Paulo. Praga: a preciosa joia da Europa central. Mundo Viajar, sem data especificada. Disponível em: https://mundoviajar.com.br/praga-a-preciosa-joia-da-europa-central/. Acesso em 12 de fevereiro de 2020.
- Gericke, Gerda. 1939: Eslováquia torna-se independente. DW, sem data especificada. Disponível em: https://www.dw.com/pt-br/1939-eslov%C3%A1quia-torna-se-independente/a-473041. Acesso em 12 de fevereiro de 2020.

- Giraud, Laire. A memorável companhia britânica Blue Star Line. Portogente, 2011. Disponível em: https://portogente.com.br/colunistas/laire-giraud/46853-a-memoravel-companhia-britanica-blue-star-line-continuacao. Acesso em 11 de fevereiro de 2020.
- História da Chéquia. Wikipedia. Disponível em: https://pt.wikipedia.org/wiki/Hist%C3%B3ria_da_Ch%C3%A9quia#Rep%C3%BAblica_Checa. Acesso em 12 de fevereiro de 2020.
- História da República Tcheca. Consulado geral da República Tcheca em São Paulo, 2016. Disponível em: https://www.mzv.cz/saopaulo/pt/informacoes_sobre_a_republica_tcheca/historia_do_pais/historia_da_republica_tcheca.html#:~:text=Em%201%20de%20janeiro%20de,primeiro%20presidente%20da%20Rep%C3%BAblica%20Tcheca.&text=Em%201%20de%20maio%20de,nova%20%C3%A9poca%20da%20sua%20hist%C3%B3ria. Acesso em 12 de fevereiro de 2020.
- Inter, Thiago. Praga: Museu a Céu Aberto. Portal de Inverno, 2017. Disponível em: https://portaldeinverno.com.br/praga-museu-a-ceu-aberto/. Acesso em: 12 de fevereiro de 2020.
- Leal, Ledy. Entenda o que é o bar-mitzvá: a cerimônia que marca a maturidade religiosa no judaísmo. Universa/UOL, 2012. Disponível em: https://www.uol.com.br/universa/noticias/redacao/2012/09/13/entenda-o-que-e-o-bar-mitzva-a-cerimonia-que-marca-a-maturidade-religiosa-no-judaismo.htm. Acesso em 12 de fevereiro de 2020.
- Massada. Guia de Destinos, sem data especificada. Disponível em: https://guia.melhoresdestinos.com.br/massada-163-4194-l.html. Acesso em 13 de fevereiro de 2020.
- Massada. Morashá, 2001. Disponível em: http://www.morasha.com.br/historia-de-israel/massada.html. Acesso em 13 de fevereiro de 2020.
- Método Montessori. Lar Montessori, 2020. Disponível em: https://larmontessori.com/o-metodo/. Acesso em 12 de fevereiro de 2020.
- Mezuzá: nossa proteção Divina. Chabad, sem data especificada. Disponível em: http://www.chabad.org.br/mitsvot/mezuza/home.htm. Acesso em 12 de fevereiro de 2020.
- Navio misto Brasil Star. Alernavios, 2012. Disponível em: http://alernavios.blogspot.com/2012/09/brasil-star.html. Acesso em 11 de fevereiro de 2020.
- Novaes, Marina. Londres transforma abrigos subterrâneos em "fazenda underground", Opera Mundi, 2014. Disponível em: https://operamundi.uol.com.br/politica-e-economia/33923/londres-transforma-abrigos-subterraneos-da-2-guerra-em-fazenda-underground. Acesso em 11 de fevereiro de 2020.
- Pereira, Nando. As verdades que a impermanência nos revela, no "Livro Tibetano do Viver e do Morrer" de Sogyal Rinpoche. Dharmalog, 2013. Disponível em: https://dharmalog.com/2013/01/31/as-verdades-que-a-impermanencia-nos-revela-no-livro-tibetano-do-viver-e-do-morrer-de-sogyal-rinpoche/. Acesso em 13 de fevereiro de 2020.
- República Tcheca. Escola Británica, sem data especificada. Disponível em://escola.britannica.com.br/artigo/Rep%C3%BAblica-Tcheca/481096. Acesso em 12 de fevereiro de 2020.
- Thanatos (Tanatos) – A Morte na Mitologia Grega. Mitologia On Line, sem data especificada. Disponível em: https://www.mitologiaonline.com/mitos-lendas-historias/thanatos-tanatos-morte/. Acesso em 13 de fevereiro de 2020.